Ulrike Seib

Arbeitsbuch Ernährung und Diätetik

Vorwort zur dritten Auflage

Da die Ernährungslehre eine lebendige Wissenschaft ist, gab es in den letzten Jahren wieder neue Erkenntnisse, die nun in diese Auflage einfließen. Die vorbeugende Wirkung einer vollwertigen Ernährung auf viele Erkrankungen konnte weiter belegt werden. Allerdings steht unser Wissen – und das haben bereits Schulkinder – mit dem praktischen Handeln nicht unbedingt im Einklang.

Es werden immer mehr Fertiggerichte verwendet und wer einen Nährstoffmangel befürchtet, greift zu Functional food, Nahrungsergänzungsmitteln und Präparaten, die Gesundheit versprechen. Hier hat sich in den letzten Jahren ein Markt entwickelt, der von seriösen Wissenschaftlern kritisch betrachtet wird. Dabei lassen sich aus den frischen oder tiefgekühlten Lebensmitteln leicht preiswerte Speisen zubereiten, die erstens schmecken und zweitens alle wichtigen Nährstoffe in ausgewogenen Mengen enthalten.

Gerade in der Pflege und Betreuung von Menschen wünsche ich mir, dass der gesundheitliche Nutzen einer frisch zubereiteten sowie schmackhaften Kost von allen Beteiligten erkannt wird.

Ich verzichte in diesem Buch auf feste Diätpläne, da die moderne Ernährungstherapie auf den einzelnen Menschen abgestimmt wird. Aus meiner eigenen Praxis als beratende Ernährungswissenschaftlerin weiß ich, dass eine Ernährungsumstellung am ehesten gelingt, wenn der Patient möglichst nahe an seinen bisherigen Essgewohnheiten bleiben kann und viel selbst entscheidet.

Ich bedanke mich bei meinen kritischen Lesern, Schülern und Patienten, die mich immer wieder an den Unterschied zwischen Theorie und Praxis erinnern. Für die Betreuung und Fertigstellung der 3. Auflage gilt mein Dank den Mitarbeiterinnen des Urban & Fischer Verlages.

Berlin, Januar 2003 *Ulrike Seib*

Vorwort zur ersten Auflage

Als ich vor Jahren den Unterricht für Ernährungslehre und Diätetik an einer Hebammen- und einer Krankenpflegeschule übernahm, vermisste ich ein zeitgemäßes Buch zu diesem Thema. Nach einigen Lehrerfahrungen beschloss ich dann, meine laufend aktualisierten Unterlagen zusammenzufassen. Mit Hilfe des Gustav Fischer Verlages ist nun ein Lehrbuch für Schüler der Hebammen-, Krankenpflege- und Altenpflegeausbildung entstanden.

Ich hoffe, dieses Buch wird Ihnen in der Ausbildung und danach eine wertvolle Stütze bei der Umsetzung einer gesundheitsfördernden Ernährung sein.

- Besonders am Herzen liegt es mir, die positiven Effekte einer vollwertigen Ernährung für das menschliche Wohlbefinden herauszustellen. Gerade die Mitarbeiter des Gesundheits- und Pflegebereiches spielen bei der Verbreitung und Umsetzung der bedarfsgerechten Kost eine entscheidende Rolle. Deshalb sind hier fundierte Kenntnisse besonders wichtig.
- Da die Menschen Lebensmittel und keine Nährstoffe essen, habe ich mich um Praxisnähe bemüht. Wer tiefer in die biochemischen und physiologischen Grundlagen einsteigen möchte, findet in der Literaturliste Hinweise.
- Es war auch mein Bestreben, der Informationsflut der Medien zum Thema Ernährung ein fachlich ausgewogenes Buch gegenüberzustellen.
- Zukünftig wird es für jeden Einzelnen immer wichtiger werden, die Gesundheit eigenverantwortlich zu fördern. Dabei regt die bedarfsgerechte Kost als «sanfte» Methode die Selbstheilungskräfte an.

Das Buch gliedert sich in zwei Hauptteile: **Allgemeine Ernährungslehre** und **Diätetik.** Wobei die Allgemeine Ernährungslehre alle Aspekte einer bedarfsgerechten Kost für gesunde Menschen aufzeigt. Bei Berücksichtigung der daraus resultierenden Empfehlungen werden ernährungsbedingte Erkrankungen vermieden. Die Diätetik veranschaulicht die Ernährung in besonderen Lebenssituationen, den Zusammenhang zwischen Ernährung und Gesundheit und die spezielle Ernährung (Diät) bei Erkrankungen. Hier werden nur Kostformen empfohlen, die nachweislich einen gesundheitlichen Nutzen für den Menschen in seiner jeweiligen Situation bringen. Lernziele leiten die größeren Kapitel ein, zu Kapitelende werden Fragen gestellt, mit denen Sie Ihr Wissen überprüfen können.

Und nun viel Spaß!

Mein Dank gilt all denen, die zum Gelingen dieses Buches beigetragen haben.

Berlin, Dezember 1995 *Ulrike Seib*

Inhaltsverzeichnis

Allgemeine Ernährungslehre

Lernziel
- Bedeutung einer vollwertigen Ernährung für die Gesundheit erkennen.

Die Allgemeine Ernährungslehre zeigt alle wichtigen Aspekte einer ausgewogenen Ernährung auf. Sie veranschaulicht, wie eine schmackhafte und gesunde Kost unter Berücksichtigung wissenschaftlicher Erkenntnisse zusammengestellt werden kann. Dazu wird erarbeitet, welche Inhaltsstoffe notwendig sind und welche schädigen können. Die daraus entwickelte Ernährungsweise gewährleistet sowohl für Sie, die im Pflegeberuf arbeiten, als auch für die Patienten, die keine besondere Kost (Diät) benötigen, eine bestmögliche Gesundheitsvorsorge.

1 Aufbau einer vollwertigen Ernährung

Lernziele

- Faktoren, die die eigene Ernährung prägten, erkennen.
- Bedeutung und Eigenschaften der Lebensmittel kennen.
- Werbeaussagen hinterfragen.

Die vollwertige Ernährung lässt sich am leichtesten veranschaulichen, wenn wir von unseren eigenen Ernährungsgewohnheiten ausgehen. Beim Vergleich der täglichen Kost mit den Empfehlungen zur bedarfsgerechten Ernährung werden mögliche Einseitigkeiten erkannt. Das wiederum sensibilisiert für die Situation, in der sich die Patienten befinden.

1.1 Ernährungsgewohnheiten

Ausgehend von den eigenen Gewohnheiten, den Vorlieben und Abneigungen lässt sich die Situation des Patienten, der sich gelegentlich über das Essen beschwert oder es sogar ablehnt, verstehen. Die Gewohnheiten rund ums Essen und Trinken werden früh erlernt und gelten als beständig. Sie werden durch Erziehung, soziales Umfeld und Kultur maßgeblich geprägt.

Erziehung: «Schlechte Esser werden nicht geboren, sondern erzogen», sagt ein Sprichwort. Bereits im Säuglingsalter werden die ersten Grundsteine für Essgewohnheiten gelegt: Erhält ein Säugling bei jedem Schreien sofort Nahrung, besteht die Gefahr, dass er nur «abgespeist» wird. War das Schreien Ausdruck für das Bedürfnis nach Nähe, so wird dies durch Füttern nicht befriedigt und das Kind lernt, dass Essen oder Trinken in jeder Situation tröstet. Verstärkt wird dieser Prozess, wenn z.B. später Süßigkeiten als Belohnung eingesetzt werden. Kinder, die gezwungen werden, den Teller immer leer zu essen, lernen es nicht, ein Sättigungsgefühl zu entwickeln.

Beide Beispiele zeigen, wie Fehler in der Erziehung zu beständigen Störungen im Umgang mit Essen und Trinken führen können. Bezugspersonen gelten als Vorbilder und sollten entsprechend regulierend bei der Nahrungsaufnahme wirken.

Soziales Umfeld: Neben der Familie prägen andere Gemeinschaften wie Kindertagesstätte, Schule, Arbeitsplatz und Freundskreis die Ernährungsgewohnheiten. So essen Kinder unter Umständen in der Kindertagesstätte oder bei Freunden Gerichte, die sie zu Hause ablehnen. Abhängig von ihrem Freundeskreis gehen Jugendliche gerne in Fast-Food-Restaurants oder treffen sich in der Eisdiele.

Die *Auswahl* der Lebensmittel wird auch durch den sozialen Status mitbestimmt. Verbraucher mit höherem Einkommen kaufen in Deutschland mehr frisches Gemüse und Obst als Verbraucher mit geringerem Einkommen. Kaviar, Trüffel, Hummer und Champagner gelten als Luxus und haben Prestigecharakter. Menschen, die bewusst mit ihrer Gesundheit und der Umwelt umgehen, bevorzugen eine vegetarische Kost aus ökologischem Anbau (☞ 1.8; 1.9).

Ebenso steuert die Werbung die Kaufentscheidung vieler Verbraucher. Sie richtet sich oft gezielt an Kinder und Jugendliche, da sie sich leichter an neue Produkte binden lassen als Erwachsene mit festen Gewohnheiten. Dieser Einfluss wird in Untersuchungen deutlich: Je länger Kindern fernsehen, desto eher entwickeln sie Übergewicht.

■ Merke ■
- Die Ernährungsgewohnheiten sind sehr beständig. Daher sollten sie so früh wie möglich einer vollwertigen Kost entsprechen.

Kultur: Die Zusammensetzung der Nahrung wird auch von nationalen Faktoren bestimmt: In Mittelmeerländern ist die traditionelle Küche z. B. reich an Gemüse, Obst, Fisch und Pflanzenöl. Durch das weltweit steigende Angebot an Fleisch- und Wurstwaren sowie Fertiggerichten und Fast Food (☞ 1.6) verbunden mit zunehmendem Zeitmangel, ändert sich jedoch auch hier die nationale Esskultur. So verzehren Europäer zunehmend mehr Außer-Haus oder greifen zu Schnellgerichten, die alleine oder nebenbei gegessen werden, wo früher für eine Gemeinschaft gekocht wurde.

Auch die Religion beeinflusst die Ernährungsgewohnheiten: streng gläubige Juden und Moslems meiden Schweinefleisch, Christen ersetzen am Freitag Fleisch durch Fisch. Fastenzeiten werden aus religiösen Gründen eingelegt. Im Islam darf während des Ramadan nur vor Sonnenaufgang und nach Sonnenuntergang gegessen werden. An den Feiertagen (z.B. Ostern, Zuckerfest) wird mit Familie und Freunden reichlich gegessen, die Kinder bekommen Süßigkeiten.

Ernährungssitution in Deutschland: In der Bundesrepublik Deutschland lässt sich seit einigen Jahren ein Ernährungstrend beobachten, der als «zu fett, zu süß, zu salzig und zu hochprozentig» charakterisiert wird. Waren früher tierisches Fett, Zucker, Salz und alkoholische Getränke teuer, so sind sie heute im Verhältnis zu anderen Lebensmitteln preiswert und werden stärker konsumiert. Auch steigt der Verzehr von Fertiggerichten. Bei diesen ist zu beachten, dass sie besonders reichlich Zucker, Salz, Geschmacksverstärker und Fett enthalten. Gewöhnen sich bereits Kinder an diese Geschmacksrichtung, wählen sie als Erwachsene gleiche Speisen. Übergewicht, Fettstoffwechselstörungen und Bluthochdruck können entstehen. Den Patienten fällt es dann sehr schwer ihre Kost umzustellen.

Trotz steigender Tendenz wird in Anbetracht der gesundheitlichen Bedeutung zu wenig Gemüse, Kartoffeln, Vollkorngetreide und Hülsenfrüchte gegessen.

■ Anregungen ■
- Überlegen Sie, welche Rolle die Ernährung in Ihrem Leben spielt.
- Wodurch wurde Ihr Ernährungsverhalten besonders geprägt?
- Konnten Sie auf einer Reise neue Ernährungsgewohnheiten kennen lernen?

1.2 Ernährungskreis

Der Ernährungskreis (Abb. 1.1) veranschaulicht, aus welchen Komponenten eine ausgewogene, schmackhafte Ernährung zusammen gestellt wird. Er fasst unsere wichtigsten Lebensmittel in sieben Gruppen zusammen. Die empfohlenen Verzehrmengen sind der Tabelle 1.4 zu entnehmen.

> **Merke**
>
> - Wählen Sie täglich reichlich aus den Lebensmittelgruppen I – V!
> - Bevorzugen Sie in der Gruppe VI die pflanzlichen Fette!
> - Lebensmittel der Gruppe VII müssen nicht täglich im Speiseplan erscheinen!

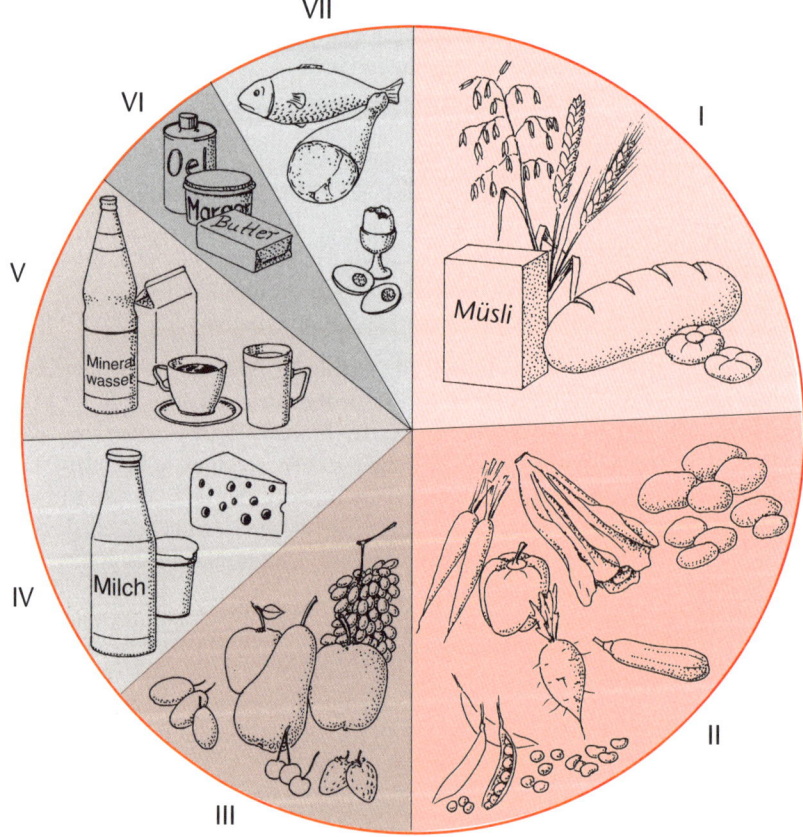

Abb. 1.1: **Ernährungskreis: I Getreide, Getreideprodukte; II Gemüse, Kartoffeln, Hülsenfrüchte; III Obst; IV Milch, Milchprodukte; V Getränke; VI Fette; VII Fisch, Eier, Fleisch**

Gruppe I: Getreide und Getreideprodukte

Getreide versorgt den Körper hauptsächlich mit Kohlenhydraten, die sehr schnell in Energie umgewandelt werden. Das volle Korn mit dem Keimling, der Aleuronschicht und der Schale soll bevorzugt werden, da sich hier die meisten Vitamine, Mineralstoffe, Eiweiße, Fette und Ballaststoffe befinden. Vollkornprodukte sind besser bekömmlich, wenn das Korn fein geschrotet oder gemahlen wurde. In unserer täglichen Ernährung verzehren wir das Getreide hauptsächlich als Brot. Bei einer abwechslungsreichen Auswahl mit Schwerpunkt auf Vollkornbrot und Graubrot können am Tag etwa 5 Scheiben gegessen werden. Werden diese sparsam belegt, so ist keine Gewichtszunahme zu befürchten, denn Brot ist ebenso wie Kartoffeln kein «Dickmacher». Dick machen der fetthaltige Aufstrich und die Soße. Hirse kann wie Reis herzhaft oder auch süß zubereitet werden; Grünkern (unreifer geräucherter Dinkel) gibt Suppen und Bratlingen Würze. Dinkel, die Urform des Weizens, wird wie Roggen, Hafer, Weizen und Gerste zum Brot backen, als Flocken oder ganzes Korn verwendet. Hafer eignet sich besonders gut zum Rohverzehr als Haferflocke (z.B. im Müsli), da er leicht verdaulich ist. Aus Getreidemais werden Polenta, Popcorn und Cornflakes hergestellt.

Die speziell für Kinder angebotenen «Frühstücks-Ceralien», enthalten teilweise sehr viel Zucker und haben mit dem natürlichen Getreide nicht mehr viel gemein. Cornflakes sind zwar im Vergleich zu Haferflocken stark verarbeitet, eignen sich jedoch mit viel Milch (ohne Zucker) für Kinder, die nicht gerne frühstücken. Nudeln passen besonders gut zu Gemüsegerichten. Werden Vollkornnudeln abgelehnt, empfehlen sich italienische Nudeln aus Hartweizengries ohne Ei.

> ■ Merke
> * Reichlich Getreide und Getreideprodukte aus Vollkorn bilden die Grundlage einer vollwertigen Ernährung.
> * Lassen Sie sich nicht durch die Farbe der Mehlerzeugnisse täuschen, da dunkle Farbe auch durch Zusätze erzielt werden kann! Wichtig ist, dass wirklich Vollkorn verarbeitet wurde.

Gruppe II: Gemüse, Hülsenfrüchte und Kartoffeln

Gemüse enthält viele Vitamine, Mineralstoffe, sekundäre Pflanzenstoffe, Ballaststoffe und Wasser. Etwas Fett zum Gemüse erhöht die Aufnahme der fettlöslichen Vitamine. Damit liefert es wertvolle Nährstoffe, sättigt und regt die Verdauung an. Gleichzeitig enthält Gemüse wenige Kalorien. Eine gemüsereiche Kost beugt daher Übergewicht vor und eignet sich als Reduktionsdiät. Leider spielt der Gemüseverzehr in Deutschland – im Gegensatz zu mediterranen Ländern – eher eine untergeordnete Rolle. Nach neueren Untersuchungen soll eine Ernährung, die reich an Gemüse ist, prophylaktisch gegen einige Tumorerkrankungen wirken. Das beste Gemüse stammt aus dem Freiland und der näheren Umgebung, denn lange Transportwege und der Anbau außerhalb der natürlichen Erntezeit gehen mit einem niedrigen Nährstoff- und Genusswert sowie häufig mit einer höheren Rückstandsbelastung einher. Tiefkühlrohware entspricht im Nährwert dem frisch gekauften Gemüse. Gemüsefertiggerichte weisen veränderte Nährwerte auf und enthalten zum Teil sehr viel Kochsalz (Vorsicht Bluthochdruck), Geschmacksverstärker und Fette. Konserven sind weniger geeignet, denn das hocherhitzte (sterilisierte) Gemüse büßt an Nährstoffen (z.B. Vitamine), Geschmack und Aussehen ein und ist meist stark gesalzen. Hülsenfrüchte, wie Linsen, Erbsen, Bohnen, bereichern unseren Speiseplan. Sie enthalten mehr Eiweiß, Kohlenhydrate, Mineralstoffe und Ballaststoffe als die üblichen Gemüsesorten. Pell- und Salzkartoffeln sättigen, ohne den Körper zu belasten. Andere Zubereitungen, z.B. Bratkartoffeln und Pommes frites, sind häufig fettreicher.

Merke

- In den täglichen Speiseplan gehören 400 g Gemüse. Möglichst einen Teil roh und einen Teil gedünstet verzehren!
- Etwas Fett zum Gemüse verbessert die Aufnahme der fettlöslichen Vitamine.
- Gemüse nährstoffschonend behandeln: Gemüse erst waschen, dann zerkleinern! Direkt vor dem Verzehr zubereiten! Gemüse kurz bei geeigneter Temperatur garen! Lange Warmhaltezeiten meiden!

Gruppe III: Obst

Obst enthält kurzkettige Kohlenhydrate (Zucker), Vitamine, Mineralstoffe und Ballaststoffe. Am wertvollsten ist es, wenn es roh und zur Haupterntezeit verzehrt wird. Besonders für Kinder sind Früchte und Gerichte, die mit ihnen verfeinert werden, ein leckerer Vitaminspender und eine Alternative zu Süßigkeiten. Tiefkühlrohware entspricht im Nährwert dem Frischobst der Saison. Wer also im Winter Appetit auf Erdbeeren bekommt, greift besser zu tiefgekühlter Rohware als zu «Frischware», die einen sehr weiten Transport hinter sich hat. Sterilisiertes Obst in Dosen oder Gläsern enthält nur noch wenig von den hitzeempfindlichen Vitaminen und ist außerdem stark gezuckert. Auch Nüsse gehören zum Obst. Sie liefern allerdings viel Fett und sind somit sehr energiereich. Da dieses Fett (mehrfach ungesättigt) für unseren Körper sehr wichtig ist und Nüsse außerdem reich an Vitaminen, Mineralstoffen und Ballaststoffen sind, ergänzen sie eine ausgewogene Kost.

Merke

- Pro Tag werden 250 g frisches Obst empfohlen!

Gruppe IV: Milch und Milchprodukte

Milch enthält zu etwa gleichen Teilen Eiweiß, Kohlenhydrate und Fette. Besonders hervorzuheben ist der hohe Calciumgehalt der Milch und vieler Milchprodukte. Deswegen eignen sie sich für jung und alt. Lebensmittelgeschäfte bieten die unterschiedlichsten Milchprodukte an. Einige davon enthalten sehr viel Zucker. Die Zutatenliste, die auf den Produkten angegeben sein muss, informiert den Käufer über die einzelnen Inhaltsstoffe der Ware. Der Verbraucher entscheidet nun selbst, was er verzehren möchte. Empfehlenswert ist ein selbst zubereiteter Fruchtjogurt, der sich leicht aus Naturjogurt oder Dickmilch und frischem Obst herstellen lässt. Damit wird ein hoher Fruchtanteil garantiert. Mit den zahlreichen Käsesorten lassen sich Brote abwechslungsreich belegen oder Gerichte verfeinern. Schnitt- und Hartkäse sind besonders reich an Calcium. Bei Übergewicht und Fettstoffwechselstörungen muss der Fettgehalt der Milchprodukte berücksichtigt werden.

Merke
- Milch und viele Milchprodukte sind wichtige Calciumlieferanten.

Gruppe V: Getränke
Zur Deckung des Wasserbedarfes eignen sich Trinkwässer guter Qualität, Früchte- und Kräutertees, Getreidekaffee, Fruchtsäfte sowie in Maßen Bohnenkaffee und schwarzer Tee (☞ 4).

Gruppe VI: Fette
Fette gehören zu den energiereichsten Lebensmitteln. Daher führt ein zu hoher Fettkonsum zu Übergewicht. Die fettlöslichen Vitamine benötigen zur besseren Aufnahme aus dem Verdauungstrakt etwas Fett. Außerdem liefern insbesondere pflanzliche Fette essenzielle (lebensnotwendige) Fettsäuren (☞ 2.3), die der Mensch mit der Nahrung zu sich nehmen muss. Diese Fettsäuren befinden sich bevorzugt in Maiskeim-, Sonnenblumenkern-, Distel-, Soja- und Leinöl sowie in Diätmargarinen. Sie sind aufgrund ihrer Struktur (mehrfach ungesättigt) sehr empfindlich gegenüber Hitze, Sauerstoff und Licht und müssen daher schonend behandelt werden. Wissenschaftliche Studien belegen, dass ungesättigte Fettsäuren Arteriosklerose verhindern, während gesättigte Fettsäuren, wie sie besonders in tierischen Lebensmitteln vorkommen, Arteriosklerose begünstigen. Da die meisten Menschen in Deutschland sehr reichlich tierisches Fett essen, ist es sinnvoll, für Salate und gedünstetes Gemüse hochwertige Pflanzenöle (einschließlich Olivenöl) zu verwenden. Als Brotaufstrich eignen sich Pflanzenmargarine ohne gehärtete Fette oder Butter.

Merke
- Pflanzliche Fette bevorzugen, tierische Fette einschränken!
- Beim Frittieren Fette verwenden, die hohe Temperaturen vertragen (Plattenfette)! Frittiertes ist in der Regel fettreich und schwer bekömmlich. Es soll daher nur gelegentlich verzehrt werden!

Gruppe VII: Fisch, Eier und Fleisch
Diese Lebensmittel liefern hauptsächlich Eiweiße, Fette, Mineralien und Vitamine, jedoch auch Purine und Cholesterin (☞ 2.4, 2.5). Darum sollte aus dieser Lebensmittelgruppe sehr bewusst ausgewählt werden. Ein- bis zweimal pro Woche bieten Fischgerichte, z.B. gedünstet, gebraten oder als Auflauf, eine beliebte Abwechslung. Seefische, wie Seelachs, Kabeljau und Rotbarsch, sind die

besten Jodquellen. Außerdem enthalten Fische mehrfach ungesättigte Fettsäuren, die Herz- und Kreislauferkrankungen vorbeugen und bei Rheumaerkrankungen lindernd wirken können. Fleisch liefert genauso wie Eier, Fisch und Milch biologisch hochwertiges Eiweiß (☞ 2.2). Da jedoch die durchschnittliche Kost bereits sehr eiweißreich ist, und tierische Lebensmittel gleichzeitig unerwünschte Purine, Cholesterin und gesättigte Fettsäuren enthalten, wird nur ein- bis zweimal pro Woche Fleisch empfohlen. Wurst enthält meist sehr viel verstecktes Fett, Kochsalz sowie Nitrat-Nitrit-Pökelsalze und sollte daher nur sparsam verzehrt werden.

Merke

• Fisch und mageres Fleisch fetthaltiger, salzreicher Wurst vorziehen!

1.3 Gewürze und Kräuter

Gewürze, insbesondere auf Kräuterbasis, gehören zu einer vollwertigen Ernährung. Sie verfeinern Gerichte und regen die Produktion von Speichel, Magensaft und Galle an. Einige haben auch andere heilende Wirkungen (☞ Tab. 1.1). Am besten eignen sich frische Kräuter, da sie das meiste Aroma entwickeln. Es können auch getrocknete Würzkräuter verwendet werden, die jedoch nicht überlagert sein sollen. So lassen sich Kochsalz und fertige Würzsaucen ersetzen.

1.4 Aroma- und Geschmacksstoffe

Für den Genuss beim Essen und Trinken spielen die Aroma- und Geschmacksstoffe eine wichtige Rolle.

Aromastoffe werden an spezielle Geruchsrezeptoren im Mund-Nasen-Raum gebunden und bereits in sehr geringen Konzentrationen als Gerüche wahrgenommen. Das typische Aroma eines Lebensmittels wird in den meisten Fällen durch das Zusammenwirken von über 200 Aromastoffen hervorgerufen. Manche Aromen entwickeln sich in der Reifungsphase (z.B. bei Früchten, Käse), andere entstehen erst bei der Verarbeitung von Lebensmitteln (z.B. der Gurke, die ihren typischen Geruch erst bei Zerkleinerung aufweist); wiederum andere (z.B. Röststoffe) entstehen beim Erhitzen von Lebensmitteln.

Geschmacksstoffe werden über die Geschmackspapillen auf der Zunge in vier Geschmacksrichtungen wahrgenommen: salzig, sauer, süß und bitter. Art und Stärke des Geschmacks einer Substanz hängt von seiner Molekülstruktur ab. So schmeckt Fructose etwas süßer als Glucose. Geschmacksempfindungen werden weitgehend erlernt. Säuglinge bevorzugen zwar leicht süß schmeckende Getränke, jedoch wird bei einer sehr süßen Ernährungsweise die Schwelle erhöht, ab der etwas als süß empfunden wird. Gleiches gilt für Salz. Bei älteren Menschen nimmt die Geschmacksempfindung gegenüber Salz ab, daher verwenden viele Menschen mehr Salz als es empfohlen wird. Der bittere Geschmack wird zunächst von den meisten Kindern abgelehnt, ändert sich jedoch mit dem Alter. Säuren werden eher von Erwachsenen bevorzugt, während die Schleimhäute von Kindern und Senioren empfindlicher reagieren.

Tab. 1.1: **Kräuter und ihre Eigenschaften**

Kräuter	Geschmack	Wirkung	Verwendung
Basilikum	leicht salzig, etwas scharf	appetitanregend	Tomate, Salat, Pizza
Bohnenkraut	pfeffrig, würzig, nach grünen Bohnen	verdauungsfördernd	Bohnen, Salat
Borretsch	gurkenähnlich, frisch	entkrampfend	Salate
Dill	süßlich, erfrischend	gegen Kopfschmerzen	Salat, Quark, Soßen
Estragon	würzig, leicht süß, leicht bitter, sparsam verwenden	magenfreundlich	Vinaigrette, Kräuterbutter, Salat
Kerbel	leicht süßlich, ähnlich wie Anis	regt Stoffwechsel an	Salat, Tomaten, Gurken, Fenchel
Kresse	scharf	antibakteriell	Salat, Suppen
Liebstöckel	salzig, ähnlich wie Sellerie, entwickelt Aroma durch Garen	verdauungsfördernd	Eintöpfe, Suppen, Salat
Majoran	kräftig, salzig	verdauungsfördernd	Kartoffelsalat
Minze	erfrischend	gegen Magenbeschwerden, Kopfschmerzen, Übelkeit	Salat, Möhren, Erbsen, rote Bete und Schwarzwurzel
Oregano	ähnlich wie Majoran	nervenstärkend, entkrampfend	Salate, Tomate, Zucchini, Kürbis, Zwiebel
Petersilie	würzig	entwässernd	Saucen, Salat,
Rosmarin	schwach bitter, harzig, kampferartig	blutdrucksteigernd	Kartoffeln, Möhren, Tomaten, Zucchini
Salbei	würzig, kampferartig	antiseptisch, anregend auf Leber und Galle, schweißhemmend	Salat, Saucen
Schnittlauch	zwiebelartig	desinfizierend	Salat, Quark, Frischkäse
Thymian	ähnlich wie Majoran	stabilisiert Magen und Nerven, schleimlösend	Gemüse-, Fisch- und Fleischgerichte
Zitronenmelisse	würzig, zitronenartig	gegen Kopfschmerzen, Übelkeit	Salat, Gemüsegerichte, Fischgerichte, Tee

Allgemeine Ernährungslehre

Geruch und Geschmack signalisieren häufig, ob ein Lebensmittel noch frisch ist. Ihre Wahrnehmung ist deswegen eine wichtige Funktion bei der Verhütung von Lebensmittelvergiftungen. Bei einigen Erkrankungen, wie z.B. Infektionen des Nasen-Rachen-Raumes, sowie im fortgeschrittenen Alter sind Wahrnehmungen von Geruch bzw. Geschmack gestört. Die Patienten haben dann keine Freude am Essen oder entwickeln sogar bei gesteigerter Wahrnehmung Abneigungen gegen bestimmte Lebensmittel.

Merke
- Aroma- und Geschmacksstoffe sind für den Genuss von Lebensmitteln wichtig.

1.5 Süßigkeiten

Süßigkeiten gehören nicht zu den notwendigen Lebensmitteln und sind daher im Ernährungskreis nicht vertreten. Zucker und zuckerhaltige Lebensmittel können Karies verursachen. Süßigkeiten verbergen viele Kalorien, führen also leicht zu Übergewicht, liefern aber keine wichtigen Nährstoffe. Leider arbeitet die Werbung oft mit irreführenden Aussagen. So werden Bonbons mit Vitaminen (☞ 3.4) angereichert, damit der Eindruck entsteht, sie seien gesund. Dabei wird verschwiegen, dass ein Bonbon zu 90 % aus Zucker besteht und die meisten Menschen bei ausgewogener Ernährung ausreichend mit Vitaminen versorgt sind. Wir Verbraucher sollten also Lebensmittel sehr kritisch betrachten, denn Werbung ist keine objektive Produktbeschreibung. Natürlich lässt sich auch etwas «Süßes» in eine vollwertige Ernährung integrieren. Wird es bewusst verzehrt, bereitet es Genuss und erzeugt kein schlechtes Gewissen.

Merke
- Wenig Süßes naschen, denn zu süß kann schädlich sein!

1.6 Fast Food

Fast Food («Schnelles Essen») zwischendurch gehört für viele Menschen zur täglichen Ernährung. Dabei werden sehr unterschiedliche Lebensmittel verzehrt, vom Döner, über Pizza, Falaffel, Currywurst, Rohkostsalat bis zum Croissant. Wird bei dieser Zwischenverpflegung darauf geachtet, dass die Komponenten nicht zu kalorienreich (fett- und zuckerreich) sind und die übrige Kost aus dem Ernährungskreis stammt, sind keine gesundheitlichen Beeinträchtigungen zu befürchten. Eine kleine Mahlzeit in der Cafeteria stellt auch für die Patienten eine angenehme Abwechslung dar, was die möglichen Qualitätsmängel der angebotenen Speisen (zu süß, zu salzig, zu fett) überwiegt. Allerdings gilt das nur für Patienten, die keine Diät einhalten müssen.

• Auch beim Imbiss empfiehlt es sich, langsam zu essen, denn eine Sättigung tritt erst nach 15-minütigem Kauen ein!

1.7 «Light-Produkte»

In den letzten Jahren wurde in der Lebensmittel- und Genussmittelbranche ein
neuer Begriff eingeführt, der dem modernen Lebensgefühl entsprechen sollte.
Es entstanden scheinbar neue Produkte mit der Eigenschaft «light» (leicht). Da
diese Bezeichnung gesetzlich nicht geschützt ist, kann sie sich auf unterschiedliche Eigenschaften beziehen.
Handelt es sich tatsächlich um Lebensmittel, die weniger Kalorien enthalten als
vergleichbare Lebensmittel, dürfen sie die Bezeichnung «kalorienarm» bzw.
«kalorienreduziert» führen. Kalorienarme Lebensmittel dürfen nicht mehr als
50 kcal in 100 g verzehrsfertiger Portion enthalten; Getränke, Suppen und Brü-
hen nicht mehr als 20 kcal pro 100 ml. *Kalorienreduzierte* Lebensmittel müssen
30 % weniger Energie liefern als vergleichbare Lebensmittel.
   Damit diese Lebensmittel geschmacklich von den Verbrauchern akzeptiert
werden, enthalten sie Zusatzstoffe wie *Zuckeraustausch- bzw. Süßstoffe, Fett-
austausch- bzw. Fettersatzstoffe, Quellstoffe* und häufig reichlich Kochsalz.
   Zuckeraustauschstoffe liefern etwa genauso viel Kalorien wie Zucker, **Süßstoffe** dagegen gelten als kalorienfrei. Die meisten Zuckeraustauschstoffe sowie
alle Süßstoffe sind für die Zähne besser, sie wirken nicht kariogen (Karies er-
zeugend). Tabelle 1.2 gibt einen Überblick über die Süßmittel, die in Deutschland zugelassen sind und deren gesundheitliche Wirkung. Gegen den dosierten
Gebrauch von Zuckeraustausch- und Süßstoffen bestehen keine gesundheitlichen Bedenken.
Fettaustauschstoffe werden aus Kohlenhydraten oder Eiweißen gewonnen; sie
enthalten etwa halb so viel Kalorien wie die fettreicheren Lebensmittel und gelten als gesundheitlich unbedenklich. Bei den **Fettersatzstoffen** handelt es sich
um synthetisch hergestellte Stoffe, die ähnliche Eigenschaften wie natürliche
Fette besitzen, jedoch nicht abgebaut werden können. Sie liefern zwar keine Kalorien, ziehen jedoch eine Reihe unerwünschter Nebenwirkungen nach sich, wie
z.B. der in den Vereinigten Staaten bereits zugelassene Stoff Olestra: Er kann
weder von Verdauungsenzymen noch von Mikroorganismen abgebaut werden.
Daraus folgen mangelnde Resorption fettlöslicher Stoffe, Bauchkrämpfe und
nicht steuerbarer Austritt von Kot.
   Diese Produkte zielen insbesondere auf unseren Wunsch nach einer schlanken
Figur. Sie erwecken die Vorstellung vom Genuss ohne Reue, vom Weiteressen
und dabei Abnehmen. Die Erfahrung zeigt jedoch, dass diese Lebensmittel nicht
zu einer Gewichtsreduktion führen. Die preiswertesten und gesündesten «Light-
Produkte» sind Gemüse, Obst, Fisch, mageres Fleisch sowie fettarme Milchprodukte.

Tab. 1.2: **Zuckeraustauschstoffe und Süßstoffe**

Zuckeraustausch-stoffe:	Nebenwirkungen	Blutzucker steigernd	Kalorien	kariogen
Fruchtzucker	erhöht Triglyceride	gering	wie Zucker	ja
Isomalt	Blähungen, Durchfall	nein	ja	nein
Maltit	Blähungen, Durchfall	nein	ja	nein
Sorbit	Blähungen, Durchfall	nein	ja	nein
Mannit	Blähungen, Durchfall	nein	ja	nein
Lactit	Blähungen, Durchfall	nein	ja	nein
Xylit	Blähungen, Durchfall	nein	ja	nein
Süßstoffe:				
Acesulfam		nein	nein	nein
Aspartam (enthält das Eiweiß Phenylalanin)	bei Menschen mit einer Phenylketonurie	nein	nein	nein
Cyclamat	gering dosiert, keine	nein	nein	nein
Saccharin	gering dosiert, keine	nein	nein	nein
Thaumatin	keine	nein	nein	nein
Neohesperidin	keine	nein	nein	nein

1.8 Ökologischer Landbau

Damit «ökologisch erzeugte» Lebensmittel bestimmte Standards erfüllen, wurde für die Europäische Union die EU-Öko-Kennzeichnungsverordnung geschaffen. Danach dürfen nur Lebensmittel die Bezeichnung «Ökologische Agrarwirtschaft – EWG-Kontrollsystem», «biologisch», «ökologisch», «alternativ» oder «naturnah» tragen, die nach dieser Verordnung erzeugt wurden. In Deutschland wurde das Bio-Siegel eingeführt. Die Verbände des ökologischen Landbaus, wie «DEMETER», «BIOLAND», «BIOKREIS», «BioZert», «NATURLAND» und «ANOG» produzieren bereits seit Jahren nach teilweise strengeren Richtlinien. Die EU-Öko-Verordnung schreibt vor:
• Verbot der Anwendung von chemischen Pflanzenschutzmitteln
• Verzicht auf leicht lösliche mineralische Dünger (z.B. Nitrat)
• Fütterung der Tiere ohne Zusatz von Antibiotika und Leistungsförderern
• Flächengebundene, artgerechte Tierhaltung (z.B. Freilandhaltung von Hühnern)
• Verbot der Bestrahlung von ökologischen Lebensmitteln

- Verbot der Verwendung gentechnisch veränderter Organismen
- Begrenzung der Zutaten und Verarbeitungshilfen, damit die Lebensmittel wenig verarbeitet werden.

Ökologisch erzeugte Lebensmittel können direkt beim Erzeuger, in Naturkostläden und Reformhäusern, auf Wochenmärkten oder inzwischen auch in Supermärkten erworben werden. Sie sind ein wichtiger Betrag zum Umweltschutz.

1.9 Vegetarische Kost

Die **Vegetarische Kost** verzichtet auf Lebensmittel, die von getöteten Tieren stammen, wie z.B. Fleisch, Wurst und Fisch. Die **Vegane Kost** verbietet darüber hinaus auch den Verzehr von tierischen Produkten, wie Milch, Eier und Honig. Am leichtesten lässt sich die **Vegetarische Kost** mit Milchprodukten und Ei zusammenstellen. So wird für ausreichend Eiweiß, Calcium und Vitamin B_{12} gesorgt. Damit genügend Eisen und Zink aufgenommen wird, empfehlen sich Hülsenfrüchte, Vollkorngetreide, Nüsse und reichlich grünes Gemüse. Fehlendes Jod sollte über jodiertes Speisesalz ausgeglichen werden. **Veganer** können mit Calcium angereicherten Sojaprodukten möglichen Knochenschäden vorbeugen. Milchsauer vergorene Lebensmittel liefern Vitamin B_{12}. Werden wichtige Lebensmittel des Ernährungskreises weggelassen, muss die Kost besonders sorgfältig zusammengestellt werden. Ist dies gewährleistet, lässt sich eine vollwertige Kost auch ohne Fleisch gestalten.

1.10 Verteilung der Tageskost

Für den menschlichen Körper sind fünf kleine Mahlzeiten am bekömmlichsten. Die Leistungsbereitschaft und das körperliche Wohlbefinden lässt sich durch einen geeigneten Energienachschub steigern. Kohlenhydrate strömen stetig ins Blut, und «Heißhungerattacken» werden vermieden.

Tab. 1.3: **Energieverteilung in Prozent der täglichen Gesamtkalorien**

1. Erstes Frühstück	15 %
2. Zweites Frühstück	10 %
3. Mittagessen	35 %
4. Vesper	10 %
5. Abendessen	30 %

Merke
- Die tägliche Kost auf fünf kleine Mahlzeiten verteilen!

1.11 Tageskostplan

Tabelle 1.4 gibt einen Tageskostplan wieder.

Tab. 1.4: **Tagesempfehlung für einen Erwachsenen**

Lebensmittel	Verzehrsmenge/Tag	Mengenbeispiel
Brot	250 – 350 g	an Stelle 100 g Brot → 70 g Flocken 1 Essl. Flocken = 10 g
Kartoffeln	200 – 250 g	an Stelle 100 g Kartoffeln 17 g Reis, 17 g Nudeln oder 20 g Hülsenfrüchte (getrocknet)
Gemüse	400 g	1 Möhre = 100 g
Obst	250 g	1 Apfel = 100 – 200 g
Milch	0,25 Liter und 2 – 3 Scheiben Käse	100 ml Milch = 15 g Käse
Fisch	2 x pro Woche 150 g Seefisch (unpaniert)	
Fleisch	bis zu 2 – 3 x pro Woche 100 g	1 kl. Schnitzel = 100 g oder 150 g Hülsenfrüchte bzw. Sojaprodukte
Eier	2 – 3 pro Woche	
Pflanzenfett	30 g	Esslöffel = 12 g Pflanzenmargarine oder Öl
Getränke	1,5 Liter	
Luxuskonsum	Pro Tag entweder 1 Stück Kuchen oder 4 Kekse oder 2 Riegel Schokolade oder 3 kleine Kugeln Eis	

1.12 Hunger und Sättigung

Gerade in einer Zeit mit reichlichem Nahrungsangebot fällt es vielen Menschen schwer, zu unterscheiden, ob sie Hunger oder lediglich Appetit verspüren. In unserem Sprachgebrauch verwischen sich beide Begriffe. Das Auftreten von **Hunger** lässt auf einen Bedarf schließen, d.h. der Körper benötigt Nahrung. Appetit entspricht dagegen eher einem Bedürfnis bzw. einem Verlangen, wobei keine echte Mangelsituation vorliegen muss. Häufig richtet sich das Verlangen auf ein ganz bestimmtes Lebensmittel. Andererseits wird gerade von kranken Menschen gesagt, dass sie unter Appetitmangel leiden, wenn bereits fehlender Hunger vorliegt. Appetit wird besonders durch den Geschmacks-, Geruchs- und Sehsinn beeinflusst. Menschen reagieren unterschiedlich empfindlich auf diese Reize, wodurch dann auch das Essverhalten bestimmt wird. Erfahrungsgemäß nimmt der Appetit auf eine Speise ab, je länger von ihr gegessen wird. Wird dann die Geschmacksrichtung gewechselt, z.B. erst süß, dann salzig, so wird das Verlangen nach weiterem Essen gesteigert. Dieser Mechanismus kann bei Appetitmangel genutzt werden.

Die genauen Mechanismen der *Regulierung der Nahrungsaufnahme* sind bisher nicht geklärt. Psychosoziale Aspekte prägen das Ernährungsverhalten stark und überdecken die innere Steuerung. Normalerweise gleichen sich Nahrungsbedarf und Nahrungsaufnahme aus. Da dieses System jedoch leicht gestört wird, sind genaue Kenntnisse notwendig. Die Nahrungsaufnahme wird zum einen durch den Hypothalamus kontrolliert. Von hieraus werden Neurotransmitter und Hormone gesteuert. Tierversuche identifizierten den ventromedialen Hypothalamus als Sättigungszentrum. Er zeigt an, wenn der Körper genug Nahrung aufgenommen hat. Der laterale Hypothalamus hingegen gilt als Hungerzentrum, das Mangelsituationen registriert. Vermutlich sind weitere Regionen des Gehirns an der Regulierung der Ernährung beteiligt. Neurotransmitter wie Noradrenalin, Adrenalin, Dopamin und Serotonin sowie die Hormone Insulin und Glucagon wirken auf die entsprechenden Zentren im Hirn. Sexual- und Wachstumshormone beeinflussen den Appetit. Rezeptoren, die sich im Verdauungstrakt befinden, bestimmen ebenfalls das Hunger- und Sättigungsgefühl. Es wurden folgende Theorien entwickelt, die Hunger und Sättigung erklären sollen:

Theorie 1: Versuche belegen, dass sich die meisten Menschen erst nach einer Mahlzeit, die mindestens 15 Minuten dauert, gesättigt fühlen. Ist der Kontakt der Nahrung mit dem Verdauungstrakt zu kurz, kann das eine erhöhte Nahrungsaufnahme hervorrufen. Ballaststoffhaltige Lebensmittel müssen sorgfältig gekaut werden, damit bleibt die Nahrung länger im Mund und die «orale Sättigung» wird gefördert. Zusätzlich wird ein größeres Volumen an Speisebrei aufgenommen, was wiederum im Magen-Darmtrakt zur Sättigung führt.

Theorie 2: Für die Nahrungszufuhr ist der Wärmebedarf verantwortlich. Wenn der Körper nicht mehr genug Energie zur Wärmebildung hat, beginnt der Hunger.

Theorie 3: Der sinkende Blutzucker reguliert die Nahrungsaufnahme. Wenn im arteriellen Blut nur wenig mehr Zucker als im venösen Blut gelöst ist, tritt Hunger ein. Es wird angenommen, dass Rezeptoren im ventromedialen Hypothalamus die Veränderungen registrieren.

Theorie 4: Fehlende Aminosäuren werden für den Hunger verantwortlich gemacht. Rezeptoren für diesen Mechanismus werden im Gehirn vermutet.

Theorie 5: Eine Steuerung soll über die Körperfettmenge erfolgen. Freigesetzte Fettsäuren im Blut könnten über entsprechende Rezeptoren einen Fettabbau anzeigen. Dieser Mechanismus reguliert das Körpergewicht über einen längeren Zeitraum. Der Körper steuert ein bestimmtes Gewicht an, und zwar sein «Wohlfühlgewicht» («set point»). Wurden nach einer Fastenzeit die Fettspeicher geleert, so werden sie durch entsprechende Mechanismen wieder gefüllt.

Theorie 6: Im Tierversuch wurde das «obese» Gen entdeckt, das den Stoff Leptin freisetzt. Leptin informiert das Gehirn über die Fettspeicher und reguliert dabei die Nahrungsaufnahme. Bei Menschen mit Adipositas konnte eine Resistenz (Unempfindlichkeit) gegen körpereigenes Leptin festgestellt werden, die Ursache dafür wurde bisher nicht geklärt.

Testfragen: Aufbau einer vollwertigen Ernährung

1. Warum soll Vollkornbrot dem Weißbrot vorgezogen werden?
2. Welcher Mineralstoff wird hauptsächlich über Milch und Milchprodukte aufgenommen?
3. Kann eine vollwertige Ernährung auf Fett verzichten?
4. Welche Lebensmittel können Sie Eltern empfehlen, die ihren Kindern etwas ins Krankenhaus mitbringen möchten?
5. Warum sollen Kinder nicht mit Süßigkeiten belohnt werden?
6. Müssen teure «Light-Produkte» gekauft werden, um abzunehmen?

2 Energie- und Baustoffe

Lernziele

- Bedeutung der Energie- und Baustoffe innerhalb einer ausgewogenen Ernährung verstehen.
- Den täglichen Bedarf an Energie- und Baustoffen abschätzen können.

Energieliefernde Nährstoffe sind die Bestandteile unserer Nahrung, die bei ihrem Abbau dem Körper Energie (Kalorien) zur Verfügung stellen. Diese Nährstoffe sind Kohlenhydrate, Eiweiße und Fette. Die täglich aufgenommene Energie sollte zu 55 % über Kohlenhydrate, zu 15 % über Eiweiße und zu 30 % über Fette gedeckt werden (Abb. 2.1).

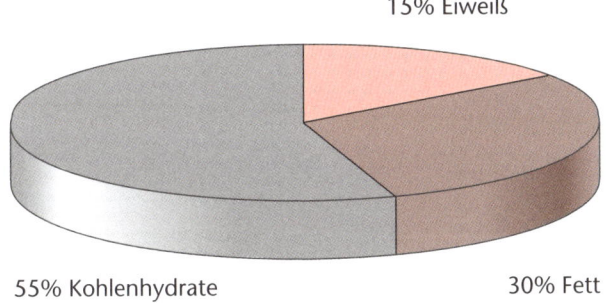

15% Eiweiß

55% Kohlenhydrate 30% Fett

Abb. 2.1: **Anteil der Nährstoffe an der Energiezufuhr**

2.1 Kohlenhydrate

Aufbau: Kohlenhydrate (☞ Tab. 2.1) setzen sich aus einer unterschiedlichen Anzahl von Zuckern (Saccharide) zusammen. Die Zuckermoleküle enthalten die Atome Kohlenstoff (C), Wasserstoff (H) und Sauerstoff (O). Sie bilden eine Ringstruktur mit der Summenformel $C_nH_{2n}O_n$. Für die Ernährung spielt die Anzahl der Zuckermoleküle und ihre Bindungsart innerhalb der Kette eine wichtige Rolle. Daher lassen sich drei unterschiedliche Arten von Kohlenhydraten unterscheiden: *Mono-* und *Disaccharide* (☞ 2.1.1) sowie aufspaltbare *Polysaccharide* (☞ 2.1.2) und nicht-aufspaltbare *Polysaccharide* (☞ 2.1.3).

Aufgaben: Kohlenhydrate erfüllen verschiedene Aufgaben:
1. Glucose stellt Energie, insbesondere für Gehirnzellen, Erythrozyten und Nierenmark, bereit.
2. Kohlenhydrate verhindern eine Azidose (Absinken des pH-Wertes), die bei reinem Fettabbau entstehen kann. Daher sollten täglich mindestens 100 g Kohlenhydrate verzehrt werden.

3. Kohlenhydrate halten den Elektrolyt- und Wasserhaushalt (Natrium-Gluco-se-Resorption) aufrecht.
4. Die nicht-aufspaltbaren Polysaccharide (Ballaststoffe):
   - Sättigen
   - Fördern das Kauen
   - Regen die Verdauung an und verhindern damit Verstopfung (Obstipation)
   - Binden Gallensäure und senken damit den Cholesterinspiegel
   - Verhindern einen zu schnellen Glucosetransport durch die Darmwand und lassen den Blutzuckerspiegel langsamer ansteigen (insbesondere lösliche Ballaststoffe, z.B. Pektin)
   - Verhindern vermutlich Dickdarmtumore.

Tab. 2.1: **Kohlenhydrate**

Kohlenhydrate	Name	Vorkommen	Aufnahme ins Blut	Kariogen
Monosaccharide (Einfachzucker)	Dextrose Traubenzucker (Glucose)	Süßigkeiten, Obst, Obstsäfte Honig	schnell	stark
	Fruchtzucker (Fructose)	Obst, Obstsäfte Diabetikerkost	schnell	stark
	Schleimzucker (Galactose)	Milch	schnell	stark
Disaccharide (Zweifachzucker)	Rübenzucker Rohrzucker weißer Zucker (Saccharose)	Süßigkeiten Zuckerrübe Zuckerrohr	wird schnell in Einfachzucker gespalten	stark
	Milchzucker (Lactose)	Milch Süßigkeiten	wird schnell durch Lactase (Enzym) in Einfachzucker gespalten	stark
	Malzzucker (Maltose)	Süßigkeiten Bier	wird schnell in Glucose gespalten	stark
Aufspaltbare Polysaccharide (Vielfachzucker)	Stärke	Getreide Kartoffeln Gemüse Hülsenfrüchte	langsamer Abbau zu Glucose	kaum
	Glykogen	Muskelfleisch	langsamer Abbau zu Glucose	nicht
Nicht-aufspaltbare Polysaccharide (Ballaststoffe)	Cellulose Pektin	Vollkorn Gemüse Hülsenfrüchte	wird nicht durch menschliche Verdau-ungsenzyme abgebaut	nicht

Mangel: Bei einer Ernährung ohne Kohlenhydrate wird der Stoffwechsel stark verändert und der Mineral- und Wasserhaushalt gestört. Damit der Mindestbedarf der Organe an Glucose gedeckt wird, werden dafür geeignete (glukoplastische) Aminosäuren zu Glucose umgewandelt. Dies wiederum vermindert den Eiweißbestand. Da jetzt Fett zur Energiegewinnung abgebaut wird, die Verbrennung aber ohne Glucose nicht vollständig abläuft, reichern sich Ketonkörper an. Sie können den pH-Wert des Blutes absenken (Ketoazidose). Fehlen dem Körper Ballaststoffe, so entstehen leicht Verstopfungen.

Überversorgung: Eine einseitige Bevorzugung von isolierten Zuckern fördert Karies. Die im Mund befindlichen Mikroorganismen bauen Zucker zu Säuren ab, die wiederum den Zahnschmelz angreifen. Außerdem gelangen diese Zucker sehr schnell ins Blut, die Bauchspeicheldrüse liefert nun vermehrt Insulin, wodurch der Blutzuckerspiegel rasch absinkt. Die Zellen erhalten zunächst viel Zucker, später wenig. Das beeinträchtigt besonders bei empfindlichen Men-

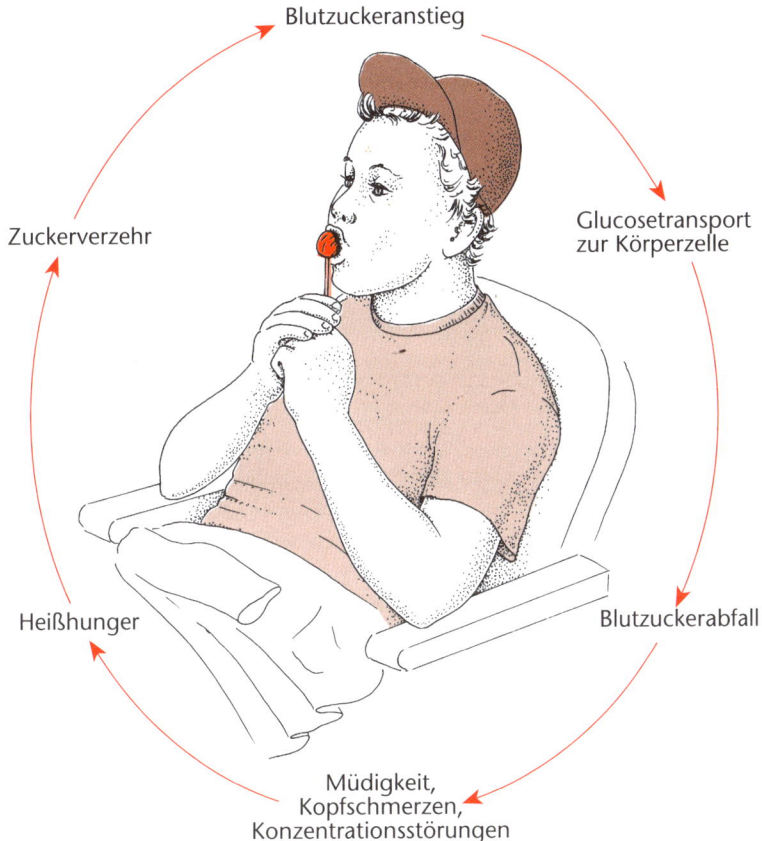

Blutzuckeranstieg

Zuckerverzehr

Glucosetransport
zur Körperzelle

Heißhunger

Blutzuckerabfall

Müdigkeit,
Kopfschmerzen,
Konzentrationsstörungen

Abb. 2.2: **Teufelskreis Zucker**

schen (Kinder) das Wohlbefinden, führt zu Kopfschmerzen und Konzentrationsstörungen. Abb. 2.2 veranschaulicht diese Vorgänge. In Deutschland werden durchschnittlich 100 g Zucker pro Person und Tag verzehrt. Das ist zu einseitig, zumal die meisten zuckerreichen Lebensmittel (Süßigkeiten) keine nennenswerten Nährstoffe, Vitamine oder Mineralstoffe liefern. Isst der Mensch mehr Kohlenhydrate als er verbrennt, werden sie als Fett gespeichert. Der Zuckergehalt einiger Lebensmittel ist in Tab. 2.2 wiedergegeben.

Tab. 2.2: **Zuckergehalt einiger Lebensmittel**

Lebensmittel	Durchschnittlicher Zuckergehalt in g/100 g
Eiscreme	20
Limonade	12
Fruchtjoghurt	14
Tomatenketchup	20
Fruchteis	30
Schokolade	54
Marzipan	57
Nuss-Nougatcreme	58
Honig	75
Bonbons	97

Empfehlung: Der Mindestbedarf beträgt 100 g verdauliche Kohlenhydrate und 30 g Ballaststoffe pro Tag. 55 % der täglich aufgenommenen Energie sollten aus Kohlenhydraten stammen, das bedeutet 260 g Kohlenhydrate bei 2 000 kcal Energie. Der Bundesbürger nimmt hingegen durchschnittlich etwa 40 % der Energie als Kohlenhydrate auf und bevorzugt dabei Mono- und Disaccharide, die eher gemieden werden sollten.

2.1.1 Mono- und Disaccharide

Die Mono- und Disaccharide bestehen aus einem oder zwei Molekülen Zucker. Sie schmecken süß, weshalb viele Menschen diese kurzkettigen Kohlenhydrate bevorzugen. Leider schädigen sie bei übermäßigem Genuss unseren Körper (☞ Überversorgung). Da die meisten Zucker, mit Ausnahme begrenzter Mengen Fructose, mit Hilfe des Insulins aus dem Blut geschleust werden, sind sie für den Diabetiker problematisch. Dies trifft auch für so genannte «alternative» Süßungsmittel, wie Honig, Sirup etc., zu. Eine Sonderstellung nimmt Obst ein, das zwar auch Mono- und Disaccharide enthält, den Organismus darüber hinaus aber auch mit Ballaststoffen, Vitaminen und Mineralstoffen versorgt.

2.1.2 Aufspaltbare Polysaccharide

Die aufspaltbaren Polysaccharide Stärke und Glykogen bestehen aus langen Ketten von Glucosemolekülen. Die menschlichen Verdauungsenzyme des Darmtraktes knacken diese Ketten auf, Glucose strömt langsam und kontinuierlich ins Blut und versorgt die Zellen mit Energie. Aufspaltbare und nicht-aufspaltbare Polysaccharide (Ballaststoffe), wie sie in Vollkorngetreide, Hülsenfrüchten und Gemüse enthalten sind, sollten in der Ernährung bevorzugt werden. Sie liefern dem Körper Energie und sind auch für Diabetiker besser als Mono- und Disaccharide geeignet. Außerdem gelten sie als relativ zahnfreundlich.

2.1.3 Nicht-aufspaltbare Polysaccharide (Ballaststoffe)

Die nicht-aufspaltbaren Vielfachzucker werden auch Ballaststoffe genannt. Sie bestehen ebenfalls aus Glucoseketten, die jedoch nicht von den menschlichen Verdauungsenzyme getrennt werden können. Mikroorganismen im Darm bauen einige von ihnen ab. Daher liefern diese Polysaccharide kaum Energie. Zu ihnen gehören Zellulose, Hemizellulose und Pektin. Sie sind in Gemüse, Obst, Vollkorngetreide und Hülsenfrüchten enthalten. Insbesondere das Quellvermögen einiger Ballaststoffe ist für die oben genannten Funktionen verantwortlich. Wegen der positiven Eigenschaften sollten reichlich Ballaststoffe in der Ernährung enthalten sein, und zwar 30 g täglich. Eine ballaststoffreiche Kost kann gelegentlich zu Blähungen führen. Das ist ganz natürlich und erklärt sich aus dem mikrobiellen Abbau, bei dem Gase gebildet werden. Lediglich in der leichten Vollkost werden schwerverdauliche, ballaststoffreiche Lebensmittel gemieden.

> **Merke**
> - 1 g verwertbare Kohlenhydrate enthalten 4,1 kcal (Kilokalorien) bzw. 17 kJ (Kilojoule).
> - Mono- und Disaccharide meiden, statt dessen Polysaccharide verzehren!

2.2 Eiweiße

Aufbau: Eiweiße (Proteine) setzen sich aus etwa 20 verschiedenen Aminosäuren zusammen. Es sind hochmolekulare Stoffe mit einer artspezifischen Aminosäurekette (Primärstruktur) in einer unterschiedlichen räumlichen Gestalt (Sekundär-, Tertiär- und Quartärstruktur). Bei der Verdauung werden Eiweiße zunächst zu Peptiden und dann zu Aminosäuren abgebaut. Aminosäuren wiederum bestehen aus Kohlenstoff (C), Wasserstoff (H), Sauerstoff (O) und Stickstoff (N), gelegentlich auch Schwefel (S). Acht Aminosäuren, die so genannten **essenziellen** Aminosäuren (☞ Tab. 2.3), müssen mit der Nahrung aufgenommen werden. Sie werden vom menschlichen Körper nicht synthetisiert. Zwei Aminosäuren gelten als **semiessenziell** und müssen in bestimmten Situationen, z.B. im Säuglingsalter, mit der Nahrung aufgenommen werden.

Tab. 2.3: **Essenzielle Aminosäuren**

Essenzielle Aminosäuren	Semiessenzielle Aminosäuren
Isoleucin	Arginin
Leucin	Histidin
Lysin	
Methionin	
Phenylalanin	
Threonin	
Tryptophan	
Valin	

Aufgaben: Aminosäuren erfüllen verschiedene Aufgaben. Zu ihnen zählen:

1. Der menschliche Körper baut aus den aufgenommenen Aminosäuren entsprechend der Information der Erbsubstanz (DNA) in der Proteinbiosynthese seine eigenen Eiweiße auf. Diese werden benötigt für den Bau von:
   - Zellen und Geweben
   - Enzymen und Hormonen
   - Plasmaproteinen zum Transport von z.B. Fetten
   - Plasmaproteinen, z.B. Albumin
   - Strukturproteinen, z.B. Keratin
   - Kontraktilen Proteinen im Muskelgewebe
   - Immunglobulinen.
2. Einige Aminosäuren (glukoplastische Aminosäuren) können zu Glucose umgewandelt werden.
3. Eiweiße können ebenso wie Kohlenhydrate und Fette zur Energiegewinnung herangezogen werden. Allerdings sollte das nur ausnahmsweise geschehen, da Eiweiße sehr kompliziert über die Leber abgebaut und als Harnstoff über die Nieren ausgeschieden werden.

Die Qualität des Nahrungseiweißes wird danach beurteilt, wie gut es in menschliches Eiweiß umgebaut werden kann. Das hängt von seiner Verdaulichkeit sowie der Art und Menge der im Eiweiß enthaltenen Aminosäuren ab. Hierfür wurde der Begriff **biologische Wertigkeit** geprägt. Sie gibt an, in welchem Umfang der Körperbedarf gedeckt werden kann. Tierisches Eiweiß gilt häufig als hochwertig, jedoch liefert es gleichzeitig gesättigte Fette, Cholesterin und Purine. Wird pflanzliches Eiweiß gut kombiniert, erhöht sich seine biologische Wertigkeit. So versorgt diese vegetarische Kost den Körper mit allen wichtigen Aminosäuren.

Mangel: Ein Eiweißmangel führt schnell zu einer Abnahme der Proteine, vor allem der Albumine, im Blut (Hypoproteinämie). Dadurch sinkt der osmotische Druck. Eine interstitielle Wasseransammlung folgt, was wiederum Ödeme er-

Tab. 2.4: **Biologische Wertigkeit von ausgewählten Lebensmitteln**

Lebensmittel	Biologische Wertigkeit: einzeln	Biologische Wertigkeit: kombiniert
Hühnerei	100	
Kartoffeln	90 – 100	
Kuhmilch	86	
Soja	84	
Reis	83	
Hühnerei und Kartoffeln		137
Hühnerei und Weizen		118
Bohnen und Mais		101

Nach: Kasper, H.: Ernährungsmedizin und Diätetik, München 2000, S. 343

zeugt. Reicht die Immunabwehr nicht aus, so steigt die Infektanfälligkeit. Fehlen dem Körper wichtige Aminosäuren, folgen ein gestörtes Wachstum bei Kindern, Muskelschwäche, Apathien, Anämien und unzureichende Kollagenbildung.

Überversorgung: In den westlichen Industrieländern wird wesentlich mehr Eiweiß verzehrt als empfohlen. Da eiweißreiche Lebensmittel in der Regel viel Fett, Cholesterin und Purine enthalten, werden diese unerwünschten Stoffe gleichzeitig aufgenommen. Außerdem ist die Produktion tierischen Eiweißes sehr teuer, energieaufwändig und umweltbelastend. Ein Zusammenhang zwischen zu hoher Eiweißaufnahme und Nierenfunktionsstörungen wird diskutiert.

Empfehlung: Der Eiweißbedarf lässt sich experimentell ermitteln. Dazu wird gemessen, wie viel g Eiweiß pro kg Körpergewicht und Tag gerade noch ausreichen, damit die ausgeschiedene Menge an Stickstoff ersetzt wird. Der Eiweißbedarf hängt von der Wachstumsphase ab. So benötigt ein Neugeborenes dreimal so viel Eiweiß wie ein Erwachsener. Der Bedarf erhöht sich während Schwangerschaft und Stillzeit, bei Körperverletzungen, insbesondere Verbrennungen, bei Stress (nach Operationen), gestörter Wundheilung (Dekubitus) und schwerer körperlicher Arbeit (☞ Tab. 2.5).

Tab. 2.5: **Eiweißbedarf pro Tag**

	Eiweiß g/kg Körpergewicht	Eiweiß g
Neugeborenes	2,7	12
Erwachsener	0,8	44 – 59
Schwangere (ab 4. Monat)	0,8 plus 10 g Zulage	58
Stillende	0,8 plus 15 g Zulage	63

- 1 g Eiweiß enthält 4,1 kcal (Kilokalorien) bzw. 17 kJ (Kilojoule)!
- Ein 70 kg schwerer Mensch kann seinen Eiweißbedarf durch ein Ei und acht Kartoffeln decken (25 g hochwertiges Eiweiß)!
- Ein Erwachsener benötigt 0,8 g Eiweiß/kg Körpergewicht und Tag!
- Pflanzliche Eiweißträger wie Hülsenfrüchte, Kartoffeln und Getreide bevorzugen, da sie frei von tierischem Fett und Cholesterin sind!

2.3 Fette

Aufbau: Fette (Triglyceride, Lipide) bestehen aus einem dreiwertigen Alkohol, dem Glycerin, und drei Fettsäuren. Die Elemente sind Kohlenstoff (C), Wasserstoff (H) und Sauerstoff (O). Der Aufbau der Fettsäuren ist für ihre Eigenschaften und die des Fettes sehr bedeutend. Unterscheidungsmerkmale sind:

1. Die **Kettenlänge** (Anzahl der C-Atome), die die jeweilige Fettsäure enthält. Bis zu 4 C-Atome gelten als kurzkettig, 6 – 12 C-Atome als mittelkettig, mehr als 12 C-Atome als langkettig. Die meisten natürlichen Fettsäuren sind langkettig. Die Kettenlänge spielt bei der Verdauung eine Rolle. So werden kurz- und mittelkettige Fettsäuren direkt über die Pfortader zur Leber transportiert, während die langkettigen Fettsäuren aufgrund ihrer schlechten Wasserlöslichkeit mit Galle emulgiert und über die Lymphgefäße weitergeleitet werden müssen. Daher werden bei einigen Erkrankungen des Magen-Darm-Traktes MCT-Fette an Stelle natürlicher Fette in die Kost integriert (☞ 9.11). Diese MCT-Fette (Medium Chain Triglycerides) sind speziell hergestellte Fette mit Fettsäuren mittlerer Kettenlänge.

2. Der **Sättigungsgrad der C-Atome** mit Wasserstoff. Sind alle C-Atome der Fettsäure mit H-Atomen besetzt ($-CH_2-CH_2-$), so bestehen keine Doppelbindungen. Es liegt eine **gesättigte** Fettsäure vor. Enthält die Fettsäure eine Doppelbindung ($-CH = CH-$), handelt es sich um eine **einfach ungesättigte** Fettsäure, auch Monoenfettsäure genannt. Fettsäuren mit mehr als zwei Doppelbindungen heißen **mehrfach ungesättigte** Fettsäuren bzw. Polyenfettsäuren. Dazu zählen die essenziellen (lebensnotwendigen) Fettsäuren, die Linolsäure (n-6)und die Linolensäure (n-3). Vereinfacht gilt, dass tierische Fette (Fleisch, Wurst, Milchprodukte etc.) eher gesättigte Fettsäuren enthalten und pflanzliche Fette (Sonnenblumenkern-, Haselnuss-, Mandel-, Maiskeimöl etc.) sowie Lachs, Hering und Makrele mehrfach ungesättigte Fettsäuren. Da die ungesättigten Fettsäuren bei Zimmertemperatur flüssig sind, werden sie teilweise gehärtet. Dabei können dann trans-Fettsäuren entstehen, die genauso wie gesättigte Fette als ungünstig für die Blutgefäße gelten. Diätmargarine darf keine gehärteten Fette enthalten.

Aufgaben: Fette erfüllen sehr unterschiedliche Aufgaben:
- Fett ist ein bedeutender Energielieferant, denn es liefert doppelt so viel Kalorien wie Kohlenhydrate oder Eiweiß.
- Essenzielle Fettsäuren bilden die Ausgangssubstanz für andere Verbindungen, z.B. für Prostaglandine, die als Hormone den Blutdruck regulieren und bei Entzündungsprozessen eine Rolle spielen.
- Essenzielle Fettsäuren sind wichtige Bestandteile zahlreicher Organe, insbesondere der Membranen.
- Essenzielle Fettsäuren steuern biochemische Vorgänge.
- Fette sind Träger von fettlöslichen Vitaminen bzw. erleichtern ihre Aufnahme.
- Fett verleiht dem Essen einen angenehmen Geschmack.
- Körperfett bildet unter der Haut eine Wärmeisolierschicht.
- Körperfett schützt bewegliche Organe, wie Niere und Augapfel.

Mangel: Ein Mangel an essenziellen Fettsäuren verändert die Lipidstruktur zahlreicher Organe. Im Tierversuch traten vermindertes Wachstum, Hautveränderungen, Nierenschäden, gestörte Wasserbilanz, erhöhter Grundumsatz, erhöhte Infektanfälligkeit sowie verzögerte Wundheilung und verminderte Bildung von Prostaglandinen auf. Da fettlösliche Vitamine bevorzugt mit Fett aufgenommen werden, führt ein Fettmangel auch zu einer Unterversorgung mit diesen Vitaminen.

Überversorgung: Ein zu hoher Fettkonsum führt zu folgenden Beeinträchtigungen der Gesundheit:
- Fett führt wegen seines hohen Energiegehaltes und seines angenehmen Geschmacks bei übermäßigem Verzehr zu Übergewicht. Übergewicht wiederum gilt als Risikofaktor für eine Reihe Erkrankungen.
- Wissenschaftliche Studien belegen einen Zusammenhang zwischen der Art und Menge des verzehrten Fettes und Herz-Kreislauferkrankungen. So lässt ein hoher Verzehr gesättigter Fettsäuren, wie sie in tierischen Fetten vorkommen, die Serumcholesterinkonzentration ansteigen, was wiederum als Risikofaktor für die Arteriosklerose gilt. Ungesättigte Fettsäuren, wie sie hauptsächlich in pflanzlichen Fetten vorkommen, senken den Cholesterinspiegel. Auch den mehrfach ungesättigten Fettsäuren wird eine positive Wirkung bei Herz-Kreislauferkrankungen zugeschrieben, sie sind in Fischen enthalten.
- Tierische Fette werden in der Regel von Cholesterin begleitet, das wiederum die Arteriosklerose fördert. So nimmt man automatisch mit einer Kost, die reich an tierischen Fetten ist, viel Cholesterin auf.

Zahlreiche Lebensmittel enthalten versteckte, d.h. nicht als Fettpartikel sichtbare Fette.

Empfehlung: Es wird empfohlen, täglich 30 % der Energie in Form von Fett aufzunehmen. Das sind z.B. bei einer Kost mit 2 100 kcal 70 g Fett, worin 6,5 g Linolsäure enthalten sein sollen. Fett wird zur Hälfte sichtbar als Öl, Streichfett etc. und zur Hälfte als verstecktes Fett, z.B. in Wurst und Schokolade, verzehrt. Die durchschnittliche Kost in Deutschland enthält wesentlich mehr Fett, und zwar 140 g pro Tag.

Tipps zur Küchentechnik: Insbesondere die mehrfach ungesättigten sowie die kaltgepressten Fette sind sehr leicht verderblich. Hochwertige Pflanzenfette mit mehrfach ungesättigten Fettsäuren (Sonnenblumenkern-, Maiskeim-, Distel-, Sojaöl) für Salate oder zum Dünsten verwenden, jedoch nicht hoch erhitzen! Sie werden dunkel und kühl gelagert.

Tab. 2.6:   **Versteckte Fette in Lebensmitteln**

Lebensmittel	Fettgehalt g/100g
Schlagsahne	32
Emmentaler 45 % Fett i. Tr.*	31
Camembert 60 % Fett i. Tr.*	34
Mettwurst	37
Salami	33
Leberwurst	29
Bratwurst	29
Schokolade	32
Butterkeks	11

* i.Tr. = in der Trockenmasse, bedeutet: Fettgehalt bezieht sich nur auf den Anteil ohne Wasser (Trockenmasse)
Nach: Elmadfa, I. u. a.: Die große GU Nährwert-Tabelle, München 2000/01

Tab. 2.7:   **Fettarten und ihre Verwendung**

Fettart	Dünsten 100 °C	Braten 200 °C	Schmoren 200 °C	Backen 225 °C	Frittieren 200 °C	Grillen 300 °C
Pflanzenfette mit mehrfach unges. Fettsäuren (Maiskeimöl)	geeignet	nicht geeignet	nicht geeignet	nicht geeignet	nicht geeignet	nicht geeignet
Mischöl mit gesättigten Fettsäuren	geeignet	geeignet	geeignet	geeignet	geeignet	geeignet
Pflanzenhartfett	nicht geeignet	geeignet	geeignet	nicht geeignet	geeignet	geeignet
Pflanzen-margarine	geeignet	nicht geeignet	nicht geeignet	geeignet	nicht geeignet	nicht geeignet
Butter	geeignet	nicht geeignet	nicht geeignet	geeignet	nicht geeignet	nicht geeignet

> **Merke**
>
> - 1 g Fett enthält 9,3 kcal (Kilokalorien) bzw. 38 kJ (Kilojoule).
> - Zuviel Fett führt zu Übergewicht!
> - Wichtig ist die Wahl des Fettes. Häufiger pflanzliche Fette bevorzugen!
> - Nicht mehr als 30 % der täglichen Energieaufnahme sollte über Fett aufgenommen werden! Darin sollen 6,5 g Linolsäure enthalten sein!

2.4 Purine

Purine sind die Bausteine der Nukleinsäuren. Sie werden vom menschlichen Körper selbst gebildet und sind daher nicht essenziell. Haut und Innereien tierischer Lebensmittel enthalten viele Purine. Sie werden zu Harnsäure abgebaut und über die Nieren ausgeschieden. Sind die Nieren jedoch durch ein Überangebot überfordert, reichert sich die Harnsäure im Körper an, und Harnsäurekristalle können dann einen Gichtanfall auslösen. Damit sich die Harnsäuremenge gar nicht erst dramatisch erhöht, empfiehlt die vollwertige Ernährung eine purinarme Ernährung.

Tab. 2.8: **Harnsäurebildung durch Lebensmittel**

Kategorie	Lebensmittel	Harnsäure in mg/100g (essbarer Anteil)
keine/wenig Harnsäurebildung	Milch	0
	Hühnerei	5
	Salatgurke	6
	Kartoffel	5
	Apfel	15
	Vollkornbrot	60
mittlere Harnsäurebildung	Kabeljau mit Haut	110
	Muskelfleisch ohne Haut	140 – 170
	Erbsen	150
hohe Harnsäurebildung	Forelle mit Haut	200
	Hering mit Haut	320
	Sprotten	500
	Grillhähnchen mit Haut	300
	Rinderleber	360

Nach: Elmadfa, I. u. a.: Die große GU Nährwert-Tabelle, München 2000/01

2.5 Cholesterin

Aufgaben: Der menschliche Körper benötigt Cholesterin als:
- Vorstufe der Gallensäure
- Vorstufe der Steroidhormone (Östrogene, Gestagene, Androgene, Glukokortikoide, Mineralkortikoide)
- Bestandteil aller Zellmembranen
- Vorstufe für Vitamin D.

Überversorgung: Erhöhte Cholesterinwerte im Blut besonders das LDL = Low Density Lipoprotein (☞ Fettstoffwechselstörung, 9.7.2) schädigen die Blutgefäße. Im Gegensatz zu pflanzlichen Lebensmitteln enthalten tierische Lebensmittel teilweise sehr viel Cholesterin. Der Cholesterinspiegel steigt besonders stark an, wenn über die Nahrung viele gesättigte Fette verzehrt werden, die ebenfalls in tierischen Lebensmitteln anzutreffen sind.

Tab. 2.9:   **Cholesteringehalt ausgewählter Lebensmittel**

Lebensmittel	Cholesterin mg/100g
Schweineleber	350
Würstchen	100
Muskelfleisch: Rind, Schwein, Huhn	70
Ölsardine	140
Krabben	138
Eigelb	1 260
Butter	240
Emmentaler 45 %	88
Vollmilch 3,5 %	11
Buttermilch	4

Nach: Elmadfa, I. u. a.: Die große GU Nährwert-Tabelle, München 2000/01

Der menschliche Körper produziert die notwendigen Mengen des fettähnlichen Cholesterins selbstständig, so dass es keinen Mangel an diesem Stoff gibt. Körpereigenes Cholesterin gelangt als Gallensäure in den Darm und kann von dort wieder aufgenommen und zur Leber transportiert werden. Dieses Phänomen wird als entero-hepatischer Kreislauf bezeichnet. Enthält die Kost reichlich Ballaststoffe, so können diese die Gallensäure binden und damit ausschleusen. Ballaststoffe senken dadurch den Cholesterinspiegel. Ebenfalls günstig für den Cholesterinspiegel sind Pflanzensterine, die dem Cholesterin ähneln. Diese Pflanzensterine sind natürlicherweise in pflanzlichen Lebensmitteln enthalten oder werden z.B. Margarinen zugesetzt.

2.6 Energiebedarf

Die oben beschriebenen Nährstoffgruppen Kohlenhydrate, Eiweiße und Fette werden im Stoffwechsel abgebaut. Dabei wird Energie gewonnen. Um diese zu berechnen, werden die Einheiten Kalorien oder Joule verwendet.

- Eine Kalorie (1 cal) ist die erforderliche Wärmemenge um 1 g Wasser von 14,5 °C auf 15,5 °C zu erwärmen. Die internationale Einheit für Energie, Arbeit und Wärme ist das Joule (J).
- 1 Joule = 0,239 cal bzw. 1 cal = 4,184 J

Diese Energie steht dem Körper für alle Vorgänge (Verdauung, Muskelarbeit, Atmung etc.) zur Verfügung. Nun stellt sich die Frage, wie viel Energie ein Mensch benötigt. Dabei unterscheidet man zwischen Grundumsatz und Leistungsumsatz.

Grundumsatz: Als Grundumsatz (auch Ruheumsatz) wird diejenige Energie bezeichnet, die erforderlich ist, um die physiologischen Grundfunktionen in Ruhe aufrecht zu halten. Dazu zählt der Stoffwechsel der Zellen sowie die Leistungen des Herzens, der Atmung, der Drüsen und der glatten Muskulatur. Dieser Grundumsatz wird bei einer Umgebungstemperatur von 20 °C an einem entspannt liegendem Menschen 12 Stunden nach der letzten Nahrungsaufnahme gemessen. Er ist von folgenden Faktoren abhängig:
- Körpergewicht und Körperoberfläche: Über die Körperoberfläche wird Wärme und damit Energie abgegeben. Da sich die Körperoberfläche jedoch nur schlecht bestimmen lässt, wird als Anhaltspunkt die Körpergröße gewählt.
- Körperbau: Mit dem Muskelanteil steigt der Grundumsatz.
- Alter: Während des Wachstums in der Jugend ist der Grundumsatz erhöht. Im Alter verringert sich der Grundumsatz, da die Muskelmasse abnimmt.
- Geschlecht: Frauen haben bezogen auf das Körpergewicht einen etwa 10 % niedrigeren Grundumsatz als Männer. Das begründet sich durch die zumeist geringere Muskelmasse und den höheren Fettanteil.
- Schilddrüsenfunktion: Bei einer Überfunktion steigt der Grundumsatz, bei einer Unterfunktion sinkt er.
- Fieber: Bei erhöhtem Stoffwechsel (Wärmeproduktion) ist der Grundumsatz gesteigert.
- Fasten: Durch längeres Fasten mit Gewichtsreduktion kann der Grundumsatz gesenkt werden.

Leistungsumsatz: Als Leistungsumsatz wird die Energie bezeichnet, die für alle Tätigkeiten und Körperleistungen über den Grundumsatz hinaus benötigt wird. Dazu gehören:
- Nahrungsaufnahme: Eine durchschnittliche Mischkost benötigt für den Transport und die Speicherung der enthaltenen Nährstoffe etwa 8 – 10 % der aufgenommenen Energie.

- Muskeltätigkeit: Wird der Körper bewegt, steigt der Energieverbrauch. Es wird Wärme gebildet, mehr Sauerstoff verbraucht und vermehrt Kohlendioxid abgegeben.
- Umgebungstemperatur: Der menschliche Körper gleicht Temperaturveränderungen unter Energieverbrauch aus.
- Aktivitäten: Geistige Arbeit und Stress erhöhen den Energieverbrauch, Schlaf verringert ihn.
- Schwangerschaft: Der Grundumsatz erhöht sich um etwa 255 kcal pro Tag.
- Stillen: In den ersten 4 Monaten nach der Geburt wird für das volle Stillen ein Energieverbrauch von etwa 635 kcal veranschlagt, danach etwa 525 kcal pro Tag.

Berechnung des Energiebedarfs

Der Grundumsatz lässt sich über den Sauerstoffverbrauch und die Kohlendioxidproduktion bestimmen. Diese Berechnungen werden nicht routinemäßig durchgeführt. Normalerweise wird der Bedarf nach Referenzwerten abgeschätzt. Da der Grundumsatz bei üblicher körperlicher Belastung den größten Anteil des Energiebedarfs bestimmt, wird er heute als Grundlage für die Energieberechnung gewählt. Abhängig von der körperlichen Aktivitätsstufe, dem PAL (physical activity level), wird der Grundumsatz nun mit dem entsprechenden Faktor multipliziert.

Tab. 2.10: **Berechnung des täglichen Energiebedarfs nach Aktivitäten in Beruf und Freizeit von Erwachsenen**

PAL = körperliche Aktivitätsstufe	Arbeit bzw. Freizeit
1,2	ausschließlich sitzend, liegend: z.B. alte, gebrechliche Menschen
1,4 – 1,5	sitzend mit wenig anstrengender Freizeitaktivität: z.B. Büroangestellte
1,6 – 1,7	sitzend, zeitweilig gehend und stehend: z.B. Laborant, Kraftfahrer
1,8 – 1,9	überwiegend gehend und stehend: z.B. Hausfrauen, Pflegende
2,0 – 2,4	körperlich anstrengend: z.B. Bauarbeiter, Leistungssportler

Nach: Deutsche Gesellschaft für Ernährung: Referenzwerte für die Nährstoffzufuhr, Frankfurt 2000

Bei der Berechnung der täglich benötigten Energiemenge wird als Referenzmaß ein durchschnittliches Körpergewicht im Normalgewichtsbereich als Bemessungsgrundlage gewählt. Die in der Tabelle 2.11 angegebenen Referenzwerte sind lediglich grobe Richtwerte. Da jeder Mensch ein Individuum ist, können Abweichungen von diesen Werten durchaus mit einer guten Gesundheit einhergehen.

Tab. 2.11: **Referenzwerte für die tägliche Energiezufuhr**

Alter	kcal/Tag* mittlere Aktivität PAL: 1,6 – 1,7		kcal/kg KGW/Tag sehr geringe Ak- tivität, z.B. krank PAL: 1,2		kcal/kg KGW/Tag geringe Körper- aktivität PAL: 1,45		kcal/kg KGW/Tag starke Körper- aktivität PAL: 2,2	
	m	w	m	w	m	w	m	w
0 – 4 Monate	500	450						
4 – 12 Monate	700	700						
1 – 4 Jahre	1 100	1 000						
4 – 7 Jahre	1 500	1 400						
7 – 10 Jahre	1 900	1 700	55	50	66	60	83	76
10 – 13 Jahre	2 300	2 000	46	41	56	49	71	62
13 – 15 Jahre	2 700	2 200	41	34	50	41	63	52
15 – 19 Jahre	2 500	2 000	32	30	39	36	60	55
19 – 25 Jahre	2 500	1 900	29	27	35	33	54	51
25 – 51 Jahre	2 400	1 900	28	27	34	33	52	50
51 – 65 Jahre	2 200	1 800	26	26	32	32	48	48
über 65 Jahre	2 000	1 600	25	25	30	30	46	46
Schwangere	+ 255							
Stillende	+ 635 – 525							

* ausschließend sitzende Tätigkeit mit wenig anstrengender Freizeittätigkeit
Nach: Deutsche Gesellschaft für Ernährung: Referenzwerte für die Nährstoffzufuhr, Frankfurt 2000

Berechnung des Normalgewichts

Innerhalb der Ernährungswissenschaft wird diskutiert, welches Körpergewicht mit einer guten Gesundheit einhergeht. Dieses Normalgewicht wird heute weitgehend nach dem **Body-Mass-Index (BMI)** berechnet.
Body-Mass-Index (BMI): Körpergewicht (kg) geteilt durch Körpergröße (m) x Körpergröße (m).
Beispiel: Eine 20-jährige Frau ist 1,70 m groß. Mit 60 kg Körpergewicht hat sie Normalgewicht, denn 60 kg dividiert durch $(1,70 \text{ m})^2$ ist ungefähr 21.
Im Seniorenalter geht nach Studien amerikanischer Lebensversicherungen ein etwas höherer Body-Mass-Index mit einer größeren Lebenserwartung einher.

Tab. 2.12: **Angestrebter Body-Mass-Index in Abhängigkeit vom Lebensalter**

Altersgruppe	Wünschenswerter BMI
19 – 24 Jahre	19 – 24
25 – 34 Jahre	20 – 25
35 – 44 Jahre	21 – 26
45 – 54 Jahre	22 – 27
55 – 64 Jahre	23 – 28
> 65 Jahre	24 – 29

Nach: Kasper, H.: Ernährungsmedizin und Diätetik, München 2000, S. 242

Energiemangel:

Ein Mangel an Energie entsteht bei Unterernährung. Die Symptome werden allerdings nicht nur durch die fehlende Energie hervorgerufen, sondern auch durch einen gleichzeitigen Nährstoffmangel, da die Energieträger auch wichtige Nährstoffe liefern. Kurzfristige Fastenperioden gleicht ein gesunder Körper relativ gut aus. Als Energiespeicher dient das Depotfett, das nun verbrannt wird. Ein normalgewichtiger Mensch kann davon 40 – 70 Tage zehren. Der Körper passt sich der eingeschränkten Energiezufuhr an, indem er den Grundumsatz senkt. Am ersten Tag der Nahrungskarenz werden die Glykogenreserven geleert. Aus den glukoplastischen Aminosäuren des Muskeleiweißes wird ebenfalls Glucose gebildet. Je länger die Hungerperiode dauert, desto stärker wird das Körperfett verbrannt. Nimmt der Körper längere Zeit zu wenig Energie und Eiweiß auf, entsteht eine so genannte Protein-Energie-Malnutrition (PEM). Sie macht sich durch Kräfteverfall, Gleichgültigkeit, Trägheit und Apathie bemerkbar. Hinzu kommt eine erhöhte Anfälligkeit für Infektionen, Haar- bzw. Hautveränderungen und Ödeme.

Besonders stark gefährdet sind Säuglinge und Kleinkinder, die längere Zeit keine ausreichende Nahrung erhalten. So kommen in den Entwicklungsländern immer wieder die Krankheiten Marasmus und Kwashiorkor vor. Marasmus tritt hauptsächlich bei Säuglingen auf, die allgemein zu wenig Nährstoffe und damit auch zu wenig Energie erhalten. Sie sind sehr abgemagert, und der Bauch ist häufig aufgetrieben. Kwashiorkor entsteht bei Kleinkindern, die zu wenig Eiweiß erhalten. Sie wirken durch die Ödeme eher aufgedunsen, ihre Haare färben sich rot und die bekannten Symptome eines Eiweißmangels, wie Infektanfälligkeit, entstehen.

Energieüberversorgung:

In Deutschland leiden mehr Menschen an einer Überversorgung als an einer Unterversorgung. Bereits im Kindesalter nimmt Übergewicht zu. Die gesundheitlichen Auswirkungen werden in der Diätetik besprochen.

* Der Energiebedarf setzt sich aus Grundumsatz und Leistungsumsatz zusammen.

Testfragen: Energie- und Baustoffe

1. Welcher Energielieferant (Nährstoffgruppe) sollte den Hauptanteil unserer Ernährung ausmachen?
2. Warum sollten pflanzliche Fette bevorzugt werden?
3. Warum wird eine Kost mit reichlich Ballaststoffen empfohlen?
4. Kann der menschliche Körper alle Aminosäuren herstellen?
5. Welches tierische Lebensmittel hat die höchste biologische Wertigkeit?
6. Wodurch lassen sich Kohlenhydrate in ihrer gesundheitlichen Bedeutung unterscheiden?
7. Wie viel Eiweiß sollte ein gesunder Erwachsener pro Tag aufnehmen?
8. Was versteht man unter versteckten Fetten?
9. Welche Kohlenhydrate können Karies erzeugen?
10. Welche energieliefernde Nährstoffgruppe erzeugt am ehesten Übergewicht?
11. Woraus setzt sich der Energiebedarf zusammen?
12. Was versteht man unter dem Grundumsatz?
13. Was versteht man unter dem Leistungsumsatz?
14. Haben Männer und Frauen gleicher Größe den gleichen Grundumsatz?

3 Vitamine und Mineralstoffe

* Bedeutung der Vitamine, Mineralstoffe sowie sekundären Pflanzenstoffe für den Menschen verstehen.
* Den täglichen Bedarf an Vitaminen und Mineralstoffen abschätzen und erkennen, wie einfach er sich über Lebensmittel decken lässt.

Tab. 3.1: **Empfehlungen für die Vitamin- und Mineralstoffzufuhr pro Tag für Erwachsene**

Vitamine und Mineralstoffe	Empfehlung/Internationale Einheiten (IE)
Vitamin A (Retinol-Äquivalent)	0,8 (w) 1(m) mg/1 IE = 0,3 µg
Vitamin D	5 (unter 65 J.) 10 (über 65 J.) µg 1 IE = 0,025 µg
Vitamin E (Tocopherol-Äquivalent)	11 – 15 mg/1 IE = 0,67 mg
Vitamin K	60 – 80 µg
Vitamin B_1 (Thiamin)	1,0 – 1,3 mg
Vitamin B_2 (Riboflavin)	1,2 – 1,5 mg
Vitamin B_6 (Pyridoxin)	1,2 – 1,6 mg
Vitamin B_{12} (Cobalamine)	3 µg
Folsäure (Folat-Äquivalent)	400 µg
Biotin	30 – 60 µg
Niacin-Äquivalent	13 – 17 mg (1 mg Niacin-Äquivalent = 60 mg Tryptophan)
Pantothensäure	6 mg
Vitamin C (Ascorbinsäure)	100 mg (50 mg Raucher)
Natrium	550 mg (Schätzwert für minimale Zufuhr)
Kalium	2 000 mg (Schätzwert für minimale Zufuhr)
Chlorid	830 mg (Schätzwert für minimale Zufuhr)
Calcium	1 000 mg
Phosphat	700 mg
Magnesium	300 – 400 mg
Eisen	10 – 15 mg
Jod	150 – 200 µg
Zink	7 – 10 mg
Selen	30 – 70 µg

Nach: Deutsche Gesellschaft für Ernährung: Referenzwerte für die Nährstoffzufuhr, Frankfurt 2000

Neben Kohlenhydraten, Eiweiß und Fett enthält die Nahrung weitere lebensnotwendige Nährstoffe, die jedoch nicht in Energie umgewandelt werden. Zu diesen Nährstoffen gehören Vitamine, Mineralstoffe und Wasser. Neuerdings wird auch diskutiert, inwieweit sekundäre Pflanzenstoffe eine wichtige Funktion erfüllen. Die Gesellschaften für Ernährung in Deutschland (DGE) Österreich (ÖGE) und der Schweiz (SGE/SVE) haben gemeinsame Empfehlungen für die tägliche Zufuhr von Vitaminen und Mineralien herausgegeben. Sofern keine ausreichenden Untersuchungen über den Bedarf vorliegen, wurde geschätzt. Die empfohlenen Mengen sollen einen ausreichenden Vorrat an Nährstoffen im Körper sichern. Werden diese Empfehlungen unterschritten, muss es nicht zwingend zu einem Mangel kommen. Lediglich die Wahrscheinlichkeit einer Unterversorgung steigt. Da einige Nährstoffe bei Überdosierungen schwere Nebenwirkungen hervorrufen, sollte auch ein Überschreiten der Empfehlungen vermieden werden.

3.1 Vitamine

Vitamine sind organische Stoffe, die der menschliche Körper nicht oder nur in unzureichenden Mengen selbst herstellen kann. Sie gehören daher zu den essenziellen Nährstoffen. Vitamine liefern selbst keine Energie, spielen aber bei der Energiegewinnung, z.B. als Bestandteile von Coenzymen, eine wichtige Rolle. Sie unterstützen unterschiedlichste physiologische Vorgänge. Einige von ihnen sind recht empfindlich gegenüber Hitze, Licht und Sauerstoff. Vitamine werden nach ihrer Löslichkeit in *fettlösliche* und *wasserlösliche* Vitamine eingeteilt.

Fettlösliche Vitamine

Zu den fettlöslichen Vitaminen zählen die Vitamine A, D, E und K. Sie befinden sich in fettreichen Lebensmitteln oder werden z.B. aus Gemüse aufgrund ihrer Löslichkeit am besten zusammen mit Fett aus dem Darm resorbiert. Erkrankungen, die die Fettverdauung stören, führen gleichzeitig zu einer Unterversorgung mit diesen Vitaminen. Der Körper speichert sie im Fettgewebe und der Leber, mit Ausnahme von Vitamin K. Durch diesen Vorrat wird eine zeitlich begrenzte Mangelsituation überbrückt. Bei überhöhten Dosierungen können schwere Nebenwirkungen auftreten, da die schädlichen Mengen nicht sofort ausgeschieden werden.

Wasserlösliche Vitamine

Die übrigen Vitamine zählen zu den wasserlöslichen Vitaminen. Sie werden mit Ausnahme von Vitamin B_{12} nicht oder nur in geringen Mengen gespeichert. Daher empfiehlt es sich, diese Vitamine kontinuierlich mit der täglichen Kost aufzunehmen. Überdosierungen rufen seltener Nebenwirkungen hervor, da die wasserlöslichen Vitamine rascher ausgeschieden werden.

3.1.1 Vitamin A (Retinole)

Vorkommen: Vitamin A bzw. die verschiedenen Retinole kommen vor allem in fetthaltigen tierischen Lebensmitteln vor (Eigelb, Sahne, Butter, Käse, Leber, Tunfisch und Lachs). Die Provitamine (Vorstufen) sind Carotinoide, aus denen der Körper unterschiedlich viel Vitamin A bildet. Sie entstammen pflanzlichen Lebensmitteln (Gemüse und Obst, wie Karotte, Spinat, Kürbis, Aprikose, Mango etc.). Damit die einzelnen Lebensmittel in ihrem Vitamingehalt besser vergleichbar sind, werden Retinol-Äquivalente berechnet.

Aufgaben: Retinol wirkt bei der Arbeit der Stäbchen und Zapfen beim Sehvorgang (Hell-Dunkelanpassung) mit und wird daher auch häufig als «Augen-Vitamin» bezeichnet. Außerdem fördert Vitamin A Wachstum (Knochenaufbau) und Zelldifferenzierung. Es ist wichtig für die Fortpflanzung (Entwicklung des Fötus, Testosteronproduktion etc.). Carotinoide, besonders das Beta-Carotin, bauen Sauerstoffradikale und andere aggressive Oxidationsmittel ab. Dadurch können sie wahrscheinlich einige Tumorarten verhindern.

Mangel: Die Leber speichert Vitamin A, so dass der Bedarf bei einer normalen Ernährung für ein Jahr gedeckt ist. Eine Vitamin A-Unterversorgung führt zur Nachtblindheit. Im Dunkeln kann dann nicht mehr richtig gesehen werden. Sehr schwere Mangelzustände führen zu Erblindungen, worunter häufig Kinder in Entwicklungsländern leiden.

Überdosierung: Vitamin A und seine Abkömmlinge führen in hohen Dosen zu Kopfschmerzen, Hautveränderungen, Lebervergrößerungen und schmerzhaften Skelettveränderungen. Nimmt eine Frau in der Frühschwangerschaft große Mengen auf, wie sie z.B. in der Leber von Schlachttieren enthalten sind, so können Missbildungen beim Embryo und Fehlgeburten auftreten. Säuglinge und Kleinkinder reagieren ebenfalls empfindlich auf überhöhte Dosen des Vitamin A.

Beta-Carotin kann bei Rauchern die Häufigkeit von Lungentumoren und Herz-Kreislauf-Erkrankungen erhöhen, sie sollten daher keine großen Mengen über Vitaminpräparate einnehmen.

Empfehlung: Die empfohlene Tageszufuhr liegt für Erwachsene bei 0,8 mg (Frauen) bis 1 mg (Männer) Retinol-Äquivalent. In der Schwangerschaft erhöht sich der Tagesbedarf ab dem 4. Monat auf 1,1 mg und in der Stillzeit auf 1,5 mg. Laut wissenschaftlichem Lebensmittelausschuss der EU sollten nicht mehr als 1 – 2 mg Beta-Carotin pro Tag als Zusatzstoff zugegeben werden.

3.1.2 Vitamin D (Calciferole)

Die Vitamin D-Gruppe besteht aus unterschiedlichen Wirkstoffen, die Calciferole genannt werden. In der Haut des Menschen befindet sich eine Vorstufe des Vitamin D, es wird durch UV-Licht (reichlich unter freiem Himmel aufhalten) aktiviert.

Vorkommen: Reich an Vitamin D sind fettreicher Fisch, z.B. Lachs und Hering, sowie Eigelb, Leber und fettreiche Milchprodukte.

Aufgaben: Vitamin D reguliert den Calcium- und Phosphatstoffwechsel, es fördert die Aufnahme von Calcium und Phosphat aus dem Verdauungstrakt und bewirkt deren Einbau in die Knochen.

Mangel: Fehlt Kleinkindern Vitamin D, so entsteht eine Rachitis, die Knochen werden nicht ausreichend mineralisiert. Erwachsene erleiden unter einem Vitamin D-Mangel eine Osteomalazie, die bereits entwickelten Knochen werden demineralisiert. Gerade Senioren, die sich selten im Freien aufhalten, müssen auf eine ausreichende Zufuhr achten. Ist die Leber z.B. durch Alkoholmissbrauch geschädigt, kann hier die Vorstufe des Vitamin D nicht ausreichend gebildet werden.

Überdosierung: Wird Vitamin D überdosiert, so reichert sich zu viel Calcium im Blut an. Das kann dann zu Durst, Übelkeit und Erbrechen, Herzrhythmusstörungen, Nierensteinen, Nephrocalcinose bis hin zur Niereninsuffizienz führen. Säuglinge dürfen ohne ärztliche Überwachung nicht mehr als 25 µg Vitamin D am Tag erhalten. Nach langfristig täglicher Einnahme von 95 µg Vitamin D wurden Nebenwirkungen beobachtet.

Empfehlung: Die empfohlene Zufuhr liegt bei 5 µg/Tag für Erwachsene unter 65 Jahren, ältere Menschen benötigen 10 µg/Tag. Säuglinge erhalten während des 1. Lebensjahres täglich 10 µg Vitamin D als Rachitis-Prophylaxe.

3.1.3 Vitamin E (Tocopherole)

Unter Vitamin E bzw. Tocopherolen wird eine Gruppe zusammengefasst, die sich in ihrem Aufbau und ihrer Wirksamkeit voneinander unterscheiden. Um dies auszugleichen, werden Tocopherol-Äquivalente angegeben.

Vorkommen: In der Natur wird Vitamin E nur von Pflanzen synthetisiert. Es befindet sich in Samen, z.B. Nüssen, und aus Samen hergestellten Pflanzenfetten (Sonnenblumenkernöl, Maiskeimöl). Da es in der Lebensmittelindustrie als Antioxidans verwendet wird, ist eine ausreichende Versorgung gesichert.

Aufgaben: Vitamin E verhindert, dass sich die Fette durch Sauerstoff verändern (Oxidation). Dadurch werden insbesondere die mehrfach ungesättigten Fettsäuren der zahlreichen Membranen im Körper geschützt.

Mangel: Störungen an Membranen vor allem an Erythrozyten wurden beobachtet. Besonders Früh- und Neugeborene können an einer Unterversorgung leiden, da sie im Gegensatz zu Erwachsenen kein Vitamin E gespeichert haben.

Überdosierung: Hohe Dosierungen über 800 mg Tocopherol-Äquivalent am Tag können die Blutungszeit verlängern, das muss besonders vor Operationen berücksichtigt werden. Außerdem wurden Störungen des Verdauungstraktes, Müdigkeit, Schwäche und Zeichen von Schilddrüsenunterfunktion beobachtet.

Empfehlung: Als angemessene Zufuhr wird für Erwachsene 11 mg (Seniorinnen) bis 15 mg (junge Männer) Tocopherol-Äquivalent pro Tag geschätzt. Schwangeren wird 13 mg und Stillenden 17 mg empfohlen.

3.1.4 Vitamin K

Vorkommen: Unter Vitamin K versteht man verschiedene Substanzen unterschiedlicher Wirksamkeit. Pflanzen bilden Phyllochinon, Bakterien dagegen Menachinone und in tierischen Geweben finden sich sowohl Phyllochinon als auch Menachinone. Der Mensch erhält ausreichend Vitamin K über die Darmflora. Reich an Vitamin K sind milchsauer vergorenes Sauerkraut, Grünkohl, Petersilie, Blumenkohl, Rosenkohl und Leber.

Aufgaben: Vitamin K ist an der Biosynthese von Proteinen, vor allem der Blutgerinnungsfaktoren aber auch des Osteocalcin beteiligt.

Mangel: Bei Neugeborenen kann ein Vitamin K-Mangel zu lebensbedrohlichen Hirnblutungen führen. Langanhaltende Antibiotika-Gaben sowie eine gestörte Fettverdauung senken den Vitamin K-Gehalt im Blut.

Überdosierung: Selten treten Erbrechen, Hämolyse und Porphyrinurie auf.

Empfehlung: Erwachsenen werden 60 – 80 μg Vitamin K pro Tag empfohlen. Neugeborene erhalten eine Vitamin K-Prophylaxe zur Verhinderung von Hirnblutungen. Patienten, die gerinnungshemmende Medikamente einnehmen, brauchen nicht auf vitaminreiche Lebensmittel zu verzichten, da normale Portionen Gemüse die Gerinnungswerte nicht wesentlich beeinflussen. Wichtig ist eine ausgewogene Ernährung.

3.1.5 Vitamin B_1 (Thiamin)

Vorkommen: Thiamin befindet sich in Vollkorngetreide, Hülsenfrüchten, Kartoffeln, Fisch und Schweinefleisch.

Aufgaben: Thiamin wirkt als Coenzym beim Abbau von Kohlenhydraten für die Energiegewinnung.

Mangel: Bei einer Unterversorgung treten Gewichtsverlust und Störungen der Nerven (Nervosität, Depression) auf. Mangelt es sowohl an Thiamin als auch an Eiweiß (Entwicklungsländer), entsteht Beri-Beri mit neurologischen Störungen, Skelettmuskelschwund und Ödemen. Da schweflige Säure Thiamin zerstört, sollten mit Schwefel konservierte Lebensmittel (☞ 5.4) gemieden werden.

Überdosierung: Eine orale Überdosierung ist nicht zu erwarten. Allerdings sind allergische Reaktionen möglich.

Empfehlung: Die empfohlene Aufnahme liegt bei 1,0 (Frauen) bis 1,3 (junge Männer) mg pro Tag. Sie steigt in der Schwangerschaft ab dem 4. Monat auf 1,2 mg und in der Stillzeit auf 1,4 mg an.

3.1.6 Vitamin B$_2$ (Riboflavin)

Mit der Nahrung wird freies Riboflavin oder der eigentliche Wirkstoff Flavina-denindinucleotid (FAD) und Flavinmononucleotid (FMN) aufgenommen.

Vorkommen: Gute Quellen sind Milch und Milchprodukte, Eier, Fleisch, Fisch, Hülsenfrüchte und Vollkornprodukte.

Aufgaben: Die Coenzyme FAD und FMN wirken im oxidativen Stoffwechsel mit, indem sie Wasserstoff transportieren.

Mangel: Bei einem Mangel treten Wachstumsstörungen, Anämien und Entzündungen der Mundschleimhaut auf.

Überdosierung: Überdosierungen sind nicht zu befürchten. Allerdings wurden Allergien beobachtet.

Empfehlung: Erwachsenen wird 1,2 mg (Frauen) bis 1,5 mg (junge Männer) Riboflavin pro Tag empfohlen. In der Schwangerschaft erhöht sich ab dem 4. Monat die Empfehlung auf 1,5 mg und in der Stillzeit auf 1,6 mg. Der Riboflavinbedarf steigt an bei schweren Erkrankungen, Operationen, Resorptionsstörungen, Alkoholmissbrauch und der Einnahme bestimmter Medikamente (trizyklische Antidepressiva, hormonelle Kontrazeptiva).

3.1.7 Vitamin B$_6$ (Pyridoxin)

Unter Vitamin B$_6$ werden Pyridoxin und ähnliche Verbindungen zusammengefasst.

Vorkommen: Pyridoxin ist in fast allen Lebensmitteln enthalten, insbesondere in Vollkorngetreide, Gemüse, Hülsenfrüchten, Hefe, Fisch und Fleisch.

Aufgaben: Pyridoxin wirkt als Bestandteil von Coenzymen an vielen Reaktionen mit, insbesondere am Aminosäurestoffwechsel, daher steigt auch der Bedarf bei einer eiweißreichen Kost an. Es beeinflusst ferner Funktionen des Nervensystems, die Immunabwehr und die Hämoglobinsynthese.

Mangel: Bei Unterversorgungen, die zumeist durch eine gestörte Aufnahme verursacht werden, kommt es zu Hautveränderungen, Anämien und neurologischen Störungen.

Überdosierung: Werden über einen längeren Zeitraum 50 – 500 mg Pyridoxin/Tag aufgenommen, so können periphere sensible Neuropathien entstehen.

Empfehlung: Erwachsenen wird eine tägliche Aufnahme von 1,2 mg (Frauen) bis 1,6 mg (junge Männer) Pyridoxin empfohlen. In der Schwangerschaft erhöht sich der Bedarf ab dem 4. Monat genau wie in der Stillzeit auf 1,9 mg täglich. Der Bedarf steigt bei langfristiger Aufnahme von hochdosierten Östrogenen, Antikonvulsiva (krampflösende Medikamente) und Tuberkulostatika (Medikamente gegen Tuberkulose).

3.1.8 Vitamin B$_{12}$ (Cobalamine)

Cobalamine werden verschiedene Verbindungen genannt, die im Zentrum ein Cobaltatom besitzen. Sie werden zusammen mit dem Intrinsic-Factor resorbiert, der von der Magenschleimhaut gebildet und freigesetzt wird. Nur Mikroorganismen produzieren Vitamin B$_{12}$, so auch die Darmbakterien. Inwieweit jedoch in diesen unteren Darmabschnitten Vitamin B$_{12}$ ausgenutzt wird, ist nicht bekannt. Cobalamine können durch Vitamin C-Überschuss zerstört werden. Die Stabilität der Cobalamine wird weiter durch Thiamin und Nicotinamid beeinträchtigt (z.B. in Multivitaminpräparaten).

Vorkommen: Cobalamine sind insbesondere in Fleisch, Fisch, Milchprodukten, Ei sowie – durch natürliche Milchsäuregärung – konserviertes Gemüse enthalten.

Aufgaben: Cobalamine wirken als Bestandteile von Coenzymen, insbesondere bei der Eiweißsynthese. Sie überführen die Folsäure in die aktive Form. Dadurch erschwert sich die Diagnose, ob zu wenig Cobalamine oder Folsäure vorhanden sind.

Mangel: Cobalaminmangel beeinflusst fast alle Zellen, besonders leicht werden die Mundschleimhaut und das Blut bildende System (megaloblastische Anämie) geschädigt. Unabhängig vom Folsäuremangel können schwere Schäden am Nervensystem auf einem Mangel an Vitamin B$_{12}$ beruhen. Die Leber speichert Cobalamine, so dass ein Vorrat zunächst Mangelsituationen ausgleichen kann. Schleimhautatrophien des Magens, häufig bei älteren Menschen, sowie Zustände nach Magenoperationen behindern die orale Aufnahme von Vitamin B$_{12}$. Bei strengen Vegetariern wurden Unterversorgungen beschrieben.

Überdosierung: Überdosierungen durch orale Zufuhr sind nicht bekannt.

Empfehlung: Erwachsene sollten täglich 3 µg Cobalamine aufnehmen. In der Schwangerschaft wird 3,5 µg und in der Stillzeit 4 µg pro Tag empfohlen.

3.1.9 Folsäure

Vorkommen: Folsäure erscheint in der Nahrung in freier Form oder gebunden. Da sie unterschiedlich ausgenutzt wird, werden für die Lebensmittel in den Nährwerttabellen Folat-Äquivalente angegeben. Zu den folsäurereichen Lebensmitteln zählen Getreide, Kohl, Tomaten, Spinat, Fenchel, Hülsenfrüchte, Eigelb und Käse.

Aufgaben: Mit Hilfe von Tetrahydrofolat, der eigentlichen Wirkform der Folsäure, werden Kohlenstoff-Einheiten übertragen. Dies spielt insbesondere beim Aminosäure-Stoffwechsel eine wichtige Rolle, aber auch bei der Purin- und DNA-Synthese. Folsäure ist also wichtig bei Zellteilung und -wachstum. Sie beugt Neuralrohrdefekten (Spina bifida) bei Ungeborenen vor. Folsäure wandelt Homocystein in Methionin um. Da aktuell der Zusammenhang zwischen erhöhten Homocysteinwerten im Blut und Arteriosklerose diskutiert wird, erhält die Folsäure eine neue Bedeutung.

Mangel: Ein Folsäuremangel zeigt sich besonders schnell an roten und weißen Blutkörperchen sowie Schleimhautzellen, da sie ständig neu gebildet werden. Alkoholmissbrauch sowie die langfristige Einnahme von Medikamenten, wie Zytostatika, Antiepileptika und Antimalariamittel gelten als Ursache für Mangelsituationen.

Überdosierung: Dosierungen von 15 mg Folsäure pro Tag können den Verdauungstrakt, den Schlaf und neurologische Vorgänge beeinträchtigen. Durch eine isolierte Folsäurezufuhr wird ein Vitamin B_{12}-Mangel verdeckt.

Empfehlung: Erwachsenen wird eine tägliche Zufuhr von 400 µg Folat-Äquivalent empfohlen. In der Schwangerschaft und Stillzeit erhöht sich der Bedarf auf 600 µg pro Tag. Frauen, bei denen eine Schwangerschaft zu erwarten ist, sollten spätestens einen Monat vor der Schwangerschaft und während des ersten Drittels der Schwangerschaft 400 µg Folsäure als Präparat einnehmen. Damit sollen Neuralrohrdefekte beim Ungeborenen vermieden werden.

3.1.10 Biotin

Vorkommen: Biotin liegt in Lebensmitteln meist als Eiweißkomplex vor. Biotinreiche Lebensmittel sind Sojabohnen, Nüsse, Haferflocken, Sardinen, Blumenkohl und Leber.

Aufgaben: Biotin wird als Coenzym für den Abbau von Aminosäuren und den Aufbau von Fettsäuren und Glucose benötigt.

Mangel: Ein Mangel entsteht nur nach sehr hohen Dosen Avidin, das im rohen Eiklar enthalten ist. Normalerweise kann der Organismus körpereigenes Biotin wiederverwenden. Kinder mit fehlendem Enzym Biotinidase leiden an einem Mangel mit folgenden Symptomen: Hautveränderungen, mentale Schäden, Schwäche, Gewichtsverlust, Übelkeit und Wachstumsstörungen.

Überdosierung: Auswirkungen hoher Dosen wurden bisher nicht beschrieben.

Empfehlung: Es ist noch nicht geklärt, inwieweit das Biotin der Darmbakterien resorbiert wird. Der geschätzte Bedarf liegt für Erwachsene bei 30 – 60 µg Biotin pro Tag.

3.1.11 Niacin

Niacin ist der gemeinsame Begriff für Nicotinsäureamid und Nicotinsäure, die in Lebensmitteln als Niacin-Äquivalent berechnet werden. Nicotinsäureamid entsteht auch aus der essenziellen Aminosäure Tryptophan. Daher gehört es eigentlich nicht zu den Vitaminen.

Vorkommen: Reich an Niacin bzw. an Tryptophan sind Fleisch, Fisch, Milch und Eier.

Aufgaben: Niacin ist Bestandteil der Coenzyme NAD und NADP, die bei zahlreichen Reaktionen Wasserstoff aufnehmen und abgeben.

Mangel: Mangelerscheinungen treten in Ländern auf, in denen es auch an Tryptophan mangelt. Das Krankheitsbild wird Pellagra genannt. Es treten Dermatitis, Durchfälle, Schleimhautveränderungen des gesamten Verdauungskanals und depressive Psychosen auf.

Überdosierung: Hohe Dosen Nicotinsäure können zu Gefäßerweiterungen, Leberzellschäden und Magenschleimhautentzündungen führen. Daher sollten täglich nicht mehr als 35 mg Niacin über Zusätze aufgenommen werden.

Empfehlung: Die empfohlene tägliche Zufuhr für Erwachsene beträgt 13 mg (Frauen) bis 17 mg (junge Männer) Niacin-Äquivalent. Ab dem 4. Monat der Schwangerschaft lautet die Empfehlung 15 mg und in der Stillzeit 17 mg.

3.1.12 Pantothensäure

Vorkommen: Pantothensäure kommt in fast allen Lebensmitteln vor.

Aufgaben: Pantothensäure ist Bestandteil des Coenzym A, das wiederum beim Abbau von Fetten, Kohlenhydraten und Aminosäuren und Aufbau von Fettsäuren, und Steroidderivaten als Acetyl-Coenzym A notwendig ist.

Mangel: Mangelsymptome sind beim Menschen nicht bekannt.

Überdosierung: Überdosierungen sind für den Menschen nicht bekannt.

Empfehlung: Der genaue Bedarf ist bisher nicht ermittelt. Eine Zufuhr von täglich 6 mg Pantothensäure wird Personen ab 13 Jahren empfohlen.

3.1.13 Vitamin C (Ascorbinsäure)

Vorkommen: Ascorbinsäure ist in vielen Lebensmitteln enthalten, z.B. in Paprika, Kartoffeln, Kohl und Früchten. Außerdem wird sie verarbeiteten Getränken und Speisen als Antioxidationsmittel zugesetzt. Daher ist die Versorgung für die meisten Menschen gesichert.

Aufgaben: Vitamin C kann Wasserstoff bzw. Elektronen aufnehmen und wieder abgeben, es wirkt daher als Redoxsystem bei vielen Abläufen, wie Wundheilung, Knochenwachstum und Zahnbildung mit. Außerdem verbessert Ascorbinsäure die Eisenaufnahme aus pflanzlichen Lebensmitteln. Bisher wurde nicht belegt, dass hohe Dosierungen das Immunsystem stimulieren oder Infektionen verhüten können.

Mangel: Schwerer Mangel führt zu Skorbut, mit Knochen- und Gelenkveränderungen sowie Blutungen. Wer mehr als 20 Zigaretten pro Tag raucht, benötigt mehr Vitamin C als ein Nichtraucher.

Überdosierung: Sehr hohe Dosen können zu Störungen des Magen-Darm-Traktes führen. Da Ascorbinsäure zur Oxalsäure abgebaut wird, können sich bei einigen Menschen in der Niere Oxalsäuresteine bilden. Möglicherweise kann Vitamin C auch oxidativ wirken. Außerdem zerstört es Vitamin B_{12}. Als gesundheitlich unbedenklich gilt eine Zufuhr bis 1 000 mg/Tag.

Empfehlung: Erwachsenen wird eine tägliche Aufnahme von 100 mg Vitamin C empfohlen, Rauchern 150 mg. Ab dem 4. Monat der Schwangerschaft sollten 110 mg und in der Stillzeit 150 mg Vitamin C pro Tag aufgenommen werden.

3.1.14 Ubichinone (Coenzym Q)

Ubichinone werden nicht zu den Vitaminen gerechnet, da sie aus den essenziellen Aminosäuren Phenylalanin bzw. Tyrosin gebildet werden.

Aufgaben: Ubichinone wirken beim Elektronentransport in der Atmungskette und damit bei der Energiegewinnung mit.

Mangel: Mangelerscheinungen treten im Tierversuch nur bei einer Unterversorgung mit Phenylalanin, Niacin, Pyridoxin, Pantothensäure, Folsäure oder Vitamin B_{12} auf. Beim Menschen wurden Mangelsymptome nicht beschrieben.

Überdosierung: Zurzeit gibt es keine Angaben über mögliche Risiken bei einer Überdosierung.

Empfehlung: Der Bedarf an Ubichinon ist bisher nicht bekannt.

3.2 Mineralstoffe

Mineralstoffe sind anorganische Elemente, die zahlreiche wichtige Funktionen im menschlichen Körper erfüllen. Sie müssen ständig ersetzt werden und gehören somit zu den lebensnotwendigen (essenziellen) Bestandteilen unserer Ernährung. Mineralstoffe lassen sich in Mengen- und Spurenelemente unterscheiden, wobei der Körper insgesamt 3 – 4 kg Mengenelemente und nur 10 g Spurenelemente enthält. Zu den Mengenelementen gehören Natrium, Kalium, Calcium, Phosphat, und Magnesium. Die übrigen Mineralstoffe zählen zu den Spurenelementen.

3.2.1 Natrium

Vorkommen: Natrium befindet sich in Form von Kochsalz (NaCl) hauptsächlich in verarbeiteten Lebensmitteln wie Wurstwaren, Fischkonserven, Fertiggerichten, Fertigsaucen, Käse und Brot.

Aufgaben: Natrium reguliert als Kation in der extrazellulären Flüssigkeit das Volumen (Blutdruck) und den osmotischen Druck. Es beeinflusst die Funktionen der Zellmembran und bewirkt über den Austausch mit Kalium die Muskelerregung. Weiterhin aktiviert Natrium Enzyme und fördert die Aufnahme von Zucker und Aminosäuren aus dem Verdauungstrakt. Die Niere steuert normalerweise über das Aldosteron-Angiotensin-Renin-System den Natriumgehalt der extrazellulären Flüssigkeit.

Mangel: Ein Mangel an Natrium, hervorgerufen durch starke Durchfälle, Erbrechen, Schwitzen, Diuretika, nässende Hauterkrankungen, Mukoviszidose oder Nierenerkrankungen, führt zu Wasserverlusten mit Hypotonie, Tachykardie, Apathie und Muskelkrämpfen.

Überdosierung: Scheidet die Niere das überschüssige Salz aus, geht gleichzeitig Calcium verloren (Osteoporose). Zahlreiche Untersuchungen belegen, dass einige Menschen auf Kochsalz mit Bluthochdruck reagieren. Die genauen Mechanismen sind nicht geklärt. Hohe Dosen Natrium führen zu einem Anstieg der Natrium-Konzentration in der extrazellulären Flüssigkeit, zum Ausgleich erhöht sich der Wassergehalt und Ödeme bilden sich. Weiter können Unruhe, Hypertonie, Schwindel, Erbrechen, Übererregbarkeit der Muskulatur bis hin zu tödlichen Atem- und Herzstörungen auftreten.

Empfehlung: Der minimale tägliche Bedarf für Erwachsene wird auf 550 mg Natrium geschätzt. Es sollten nicht mehr als 2 g Natrium bzw. 5 g Kochsalz verzehrt werden. Allerdings nehmen die meisten Menschen wesentlich mehr davon auf, da insbesondere verarbeitete Lebensmittel stark gesalzen sind. Bei einigen Erkrankungen, z.B. Hypertonie, Niereninsuffizienz, muss Natrium eingeschränkt werden. Die Natriumempfehlung gibt Tabelle 3.2 wieder.

Tab. 3.2: **Natriumempfehlung**

Bezeichnung	Natrium/Tag	Kochsalz/Tag
streng natriumarm	0,4 g	1 g
natriumarm	1,2 g	3 g
mäßig natriumarm	2,0 g	5 g

3.2.2 Kalium

Vorkommen: Kalium liefern hauptsächlich pflanzliche Lebensmittel, wie Kartoffeln, Gemüse, Hülsenfrüchte, Nüsse und Obst z.B. Bananen, Aprikosen.

Aufgaben: Kalium wirkt als Antagonist (Gegenspieler) zum Natrium. Es befindet sich weitgehend in der Zelle und ist dort für den osmotischen Druck, die Hydratation, die Ionenbilanz und die Erregungsleitung verantwortlich. Reichliche Kaliumaufnahme senkt den Blutdruck.

Mangel: Da die Niere einen Kaliummangel nicht ausgleicht, kann bei ungenügender Kaliumzufuhr ein Mangel ausgelöst werden. Hohe Kaliumverluste, zumeist verursacht durch schwere Durchfälle, Erbrechen, Abführmittel oder Diuretika führen zu neuromuskulären Symptomen mit Erschlaffung der gesamten Muskulatur (Darmlähmung und Herzrhythmusstörungen).

Überdosierung: Überdosierungen von Kalium besonders bei gestörter Nierenfunktion führen zu Herzrhythmusstörungen, Ohrensausen, Taubheit, Verwirrung, Halluzinationen und Parästhesien.

Empfehlung: Der minimale tägliche Bedarf für Erwachsene wird auf 2 000 mg Kalium geschätzt. Bei einigen Nierenerkrankungen muss eine kaliumarme Ernährung eingehalten werden.

3.2.3 Chlorid

Vorkommen: Da Chlorid hauptsächlich als Kochsalz aufgenommen wird, sind die natriumreichen Lebensmittel auch reich an Chlorid.

Aufgaben: Chlorid reichert sich vermehrt im Extrazellulärraum an, es sorgt für den osmotischen Druck, einen ausgeglichenen Säure-Basen-Haushalt und die Ionenbilanz. Des Weiteren ist Chlorid Bestandteil der Salzsäure (HCl) des Magens.

Mangel: Mangelzustände entstehen durch wiederholtes Erbrechen und führen zu Muskelschwäche und Alkalose (Säureverlust im Blut).

Überdosierung: Hohe Dosen können zur Azidose (Übersäuerung des Blutes) führen.

Empfehlung: Der minimale Bedarf für Erwachsene wird auf 830 mg pro Tag geschätzt.

3.2.4 Calcium

Vorkommen: Die besten Calciumlieferanten sind Milch, gesäuerte Milchprodukte und Hartkäse. Einige Gemüsesorten, wie Brokkoli, Grünkohl, Fenchel und Lauch sowie Mineralwasser mit mehr als 150 mg Calcium/Liter wären weitere Quellen.

Aufgaben: Calcium erfüllt zahlreiche Funktionen: Es stabilisiert Zellmembranen, Knochen und Zähne, übermittelt intrazellulär Signale, überträgt Reize im Nervensystem und fördert die Blutgerinnung. Der Calciumgehalt des Plasmas wird durch Hormone gesteuert und lässt sich nicht durch orale Zufuhr von Calcium erhöhen.

Mangel: Zuviel Kochsalz (NaCl), Phosphat und Eiweiß wirkt sich negativ auf den Calciumhaushalt aus. Bei einem Calciummangel wird Knochensubstanz abgebaut, so dass sich eine Osteoporose entwickeln kann.

Überdosierung: Calcium kann die Aufnahme von Magnesium, Eisen und Zink behindern. Nach Calciumaufnahmen von etwa 4 – 5 g sind krankhafte Kalkablagerungen in Lunge, Nieren und subkutanem Gewebe sowie Nierensteine beschrieben worden.

Empfehlung: Calcium sollte besonders reichlich in der Wachstumsphase verzehrt werden, damit die Knochen ausreichend mineralisiert werden. Jugendliche sollten 1 200 mg und Erwachsene 1 000 mg Calcium am Tag aufnehmen. Schwangere und stillende Frauen unter 19 Jahren benötigen mehr Calcium als ältere.

3.2.5 Phosphat

Vorkommen: Phosphat befindet sich in fast allen Lebensmitteln besonders in Fleisch, Wurst und Fisch. Außerdem wird der Phosphatgehalt durch Zusatzstoffe, wie Schmelzsalze (Schmelzkäse) und Phosphorsäuren (Cola-Getränke) erhöht.

Aufgaben: Phosphat wirkt als Bestandteil von Adenosintriphosphat (ATP) bei der Speicherung von Energie mit, die durch den Abbau von Nährstoffen entsteht. Außerdem wird Phosphat für den Aufbau der Knochen, als Puffer um den pH-Wert konstant zu halten und als Baustein der Nucleinsäuren benötigt. Die Niere regelt den Phosphatspiegel des Serums.

Mangel: Ein isolierter Phosphatmangel wegen einer Fehlernährung ist nicht bekannt.

Überdosierung: Phosphatmengen von 1,5 – 2,5 g bewirken einen Abfall des Calciumspiegels, wodurch der Parathormonspiegel ansteigt. Inwieweit das die Knochen negativ beeinflusst, wird unterschiedlich beurteilt. Bei Nierenerkrankungen wie der Niereninsuffizienz kann es zu einer hohen Phosphatkonzentration im Blut kommen. Daraufhin wird Calcium aus den Knochen freigesetzt, und Skelettveränderungen sind möglich. Außerdem können Kalkablagerungen die Niere schädigen.

Empfehlung: Zurzeit wird Jugendlichen 1 200 mg, Erwachsenen 700 mg sowie Schwangeren 800 mg und Stillenden 900 mg Phosphat empfohlen.

3.2.6 Magnesium

Vorkommen: Magnesium befindet sich insbesondere in pflanzlichen Lebensmitteln, wie Vollkorngetreide, Hülsenfrüchten und Nüssen.

Aufgaben: Magnesium aktiviert zahlreiche Enzyme, insbesondere die des Energiestoffwechsels. Es wirkt bei der neuromuskulären Reizübertragung und bei der Muskelkontraktion mit. Magnesium befindet sich zwar in den Knochen, wird jedoch im Gegensatz zum Calcium nur sehr langsam freigesetzt, so dass der Magnesiumgehalt des Blutes leicht absinkt.

Mangel: Ein Magnesiummangel kann bei Magen-Darm-Erkrankungen, andauerndem Leistungssport, starkem Schwitzen, hoher Stressbelastung und wiederholter Aufnahmen von Alkohol, Diuretika, Kortikoiden und oralen Kontrazeptiva erfolgen. Als Symptome treten Gefühllosigkeit, Kribbeln, Muskelschwäche, Zittern und Krampfanfälle auf.

Überdosierung: Überdosierungen von 3 – 5 g Magnesium pro Tag verursachen Durchfälle. Bei einer Niereninsuffizenz sowie hoher parenteraler Zufuhr wurde die Funktion des Zentralnervensystems beeinträchtigt. Es folgten Muskellähmungen sowie Todesfälle. Eine zusätzliche Aufnahme von 350 mg pro Tag gilt als unbedenklich.

Empfehlung: Erwachsene sollten 300 mg (Frauen) bis 400 mg (junge Männer) Magnesium pro Tag zu sich nehmen. In der Schwangerschaft werden 310 – 350 mg und in der Stillzeit 390 mg Magnesium empfohlen. Aktuelle Studien zeigen einen positiven Einfluss von Magnesium auf das Nephrotische Syndrom während der Schwangerschaft. Außerdem wird Magnesium gelegentlich verordnet, um vorzeitige Wehen zu verhindern.

3.2.7 Eisen

Vorkommen: Besonders reich an Eisen sind rotes Muskelfleisch, Fisch, Hülsenfrüchte, Hirse und Nüsse. Das Eisen aus Fleisch lässt sich besser ausnutzen als das aus pflanzlichen Lebensmitteln. Jedoch steigert Vitamin C die Verfügbarkeit von pflanzlichem Eisen.

Aufgaben: Eisen dient in zahlreichen Wirkgruppen (Hämoglobin und Myoglobin, verschiedenen Enzymen) als Sauerstoffüberträger.

Mangel: Eisenmangel wird durch Fehlernährungen, starke Blutverluste und Störungen im Magen-Darm-Trakt verursacht. Infektanfälligkeit, Müdigkeit, Kältegefühl und Veränderungen an der Mund- und Ösophagusschleimhaut treten auf.

Überdosierung: Wird Eisen über einen sehr langen Zeitraum überdosiert, können Ablagerungen Gewebsschäden in Leber, Bauchspeicheldrüse und Herz verursachen. Besonders gefährdet sind Personen mit der Stoffwechselstörung Hämochromatose oder Alkoholmissbrauch. Hier wird Eisen verstärkt gespeichert.

Empfehlung: Erwachsene sollten täglich 10 mg (Männer) bis 15 mg (junge Frauen) Eisen aufnehmen. In der Schwangerschaft werden 30 mg Eisen täglich und in der Stillzeit werden 20 mg Eisen empfohlen.

3.2.8 Jod

Vorkommen: Die besten Jodlieferanten sind Seefische und einige Milchprodukte. Auf Grund des geringen Jodidgehaltes der meisten Lebensmittel wird die Verwendung von jodiertem Salz (15 – 25 µg Jod pro g Salz) empfohlen. Auch verarbeitete Lebensmittel können vom Hersteller damit gewürzt werden.

Aufgaben: Jod wirkt als Bestandteil von Schilddrüsenhormonen.

Mangel: Bei einem Jodmangel kann sich ein endemischer Kropf (Struma) bilden. Schwere Unterversorgungen mit Schilddrüsenhormonen führen beim Fetus zu irreparablen Entwicklungsstörungen (Kretinismus).

Überdosierung: Da gerade bei älteren Menschen unerkannte funktionelle Autonomien der Schilddrüse bestehen können, sollten Erwachsene nicht mehr als 500 μg Jod am Tag aufnehmen. Ansonsten treten bei einer gesunden Schilddrüse mögliche Entgleisungen (Überfunktionen) sowie Jodakne erst ab 2 000 μg Jodid pro Tag auf. Algen können sehr hohe Mengen Jod enthalten und sollten daher nur in kleinen Mengen verzehrt werden.

Empfehlung: Erwachsene sollten am Tag 180 μg (über 51 Jahre) bzw. 200 μg (unter 51 Jahre) Jod aufnehmen. In der Schwangerschaft werden 230 μg und in der Stillzeit 260 μg Jod pro Tag empfohlen.

3.2.9 Zink

Vorkommen: Reich an Zink sind Hülsenfrüchte, Fleisch, Fisch, Milch und Milchprodukte, Vollkorngetreide und Nüsse.

Aufgaben: Zink wirkt im Stoffwechsel als Bestandteil oder Effektor von zahlreichen Enzymen bei der Insulinspeicherung und im Immunsystem.

Mangel: Zinkmangel kann bei gestörter Absorption, allgemeiner Unterernährung, Behandlung mit Chelatbildnern, Diuretika und Verbrennungen auftreten. Beobachtet wird gestörtes Wachstum, Appetitlosigkeit, Hauterkrankungen, verzögerte Wundheilung und verminderte Infektabwehr.

Überdosierung: Vergiftungen mit Magen-Darm-Störungen und Anämien konnten nach dem Verzehr von Lebensmitteln, die in zinkhaltigen Gefäßen aufbewahrt wurden, beobachtet werden. Bereits 50 mg Zink/Tag störten den Eisen- und Kupferstoffwechsel, deswegen sollten nicht mehr als 30 mg aufgenommen werden.

Empfehlung: Erwachsenen wird eine tägliche Zufuhr von 7 mg (Frauen) bis 10 mg (Männer) Zink empfohlen. In der Schwangerschaft sollten ab dem 4. Monat 10 mg und in der Stillzeit 11 mg Zink aufgenommen werden.

3.2.10 Selen

Vorkommen: Zu den selenreichen Lebensmitteln zählen Fisch, Fleisch, Kokos- und Paranuss sowie Kohl.

Aufgaben: Selen ist ein Bestandteil des Enzyms Glutathion-Peroxidase, das die Zellmembranen vor Oxidation schützt. Eine höhere Zufuhr zur Krankheitsprophylaxe ist wissenschaftlich nicht bewiesen.

Mangel: Extremer Mangel kann die Muskelfunktion stören.

Überdosierung: Selen ist schon seit langem als Umweltgift bekannt. Bereits 800 µg Selen können chronischen Vergiftungen mit Haarausfall, Herzmuskelschwäche und Leberzirrhose auslösen. Erhöhte Aufnahmen erzeugen einen knoblauchartigen Geruch.

Empfehlung: Eine angemessene Zufuhr wird für Erwachsene auf 30 – 70 µg Selen pro Tag geschätzt.

3.2.11 Fluorid

Vorkommen: Reich an Fluorid sind einige Sorten schwarzer Tee und Mineralwässer.

Aufgaben: Bisher ist keine ernährungsphysiologische Aufgabe des Fluor bekannt. Fluorid wird zur Kariesprophylaxe eingesetzt. Es wird hauptsächlich in Zähne eingelagert, die noch nicht durchgebrochen sind. Deshalb erhalten Säuglinge und Kleinkinder eine kombinierte Prophylaxe mit Vitamin D und Fluorid. Danach wirkt Fluorid nur noch von außen, z.B. über die Zahnpasta.

Überdosierung: Fluor und seine Salze sind giftig und müssen daher genau dosiert werden. Fluorid inaktiviert eine Reihe von Enzymen und kann somit bei Überdosierungen zahlreiche Organe und Gewebe schädigen. Erhalten Kinder zu große Mengen, so entstehen Flecken und Verfärbungen am Zahnschmelz (Dentalfluorose). Säuglinge, die eine bilanzierte fluorhaltige Diät erhalten, sollten keine Fluortabletten bekommen. Ebenfalls muss darauf geachtet werden, dass kleine Kinder keine Zahnpasta mit Fluorzusatz verschlucken.

Empfehlung: Die Richtwerte werden von der Kariesprävention abgeleitet, sie liegen zwischen 3,1 mg (Frauen) und 3,8 mg (Männer).

3.2.12 Kupfer

Vorkommen: Reich an Kupfer sind Getreide, Fisch, Nüsse und Kakao.

Aufgaben: Kupfer ist Bestandteil einiger Enzyme, die an Oxidationsprozessen teilnehmen.

Mangel: Kupfermangel wirkt sich besonders auf die Blutbildung aus, Anämien sind die Folge.

Überdosierung: Besonders sensibel reagieren Säuglinge, daher dürfen Kupferrohre nicht für Hausbrunnen mit relativ sauren Wasser verwendet werden. Hohe Dosen ab 10 mg Kupfer pro Liter Trinkwasser führten zu Leberschäden, wie die frühkindliche Leberzirrhose.

Empfehlung: Eine angemessene Zufuhr wird für Erwachsene auf 1,0 – 1,5 mg Kupfer pro Tag geschätzt.

3.2.13 Mangan

Vorkommen: Besonders pflanzliche Lebensmittel liefern reichlich Mangan.

Aufgaben: Mangan aktiviert Enzyme, die z.B. für Knorpel und Knochen wichtig sind.

Mangel: Mangelerscheinungen wurden bisher nur bei Menschen mit komplett künstlicher Ernährung entdeckt.

Überdosierung: Mangan wirkt bereits in geringen Mengen toxisch, sollte daher nicht überdosiert werden.

Empfehlung: Eine angemessene Zufuhr wird für Erwachsene auf 2,0 – 5,0 mg Mangan pro Tag geschätzt.

3.2.14 Chrom

Vorkommen: Reichlich Chrom liefern Fleisch, Ei, Haferflocken, Tomaten, Kopfsalat, Pilze und Kakao.

Aufgaben: Chrom übt eine Aufgabe beim Kohlenhydatstoffwechsel aus, die noch nicht genau geklärt ist.

Mangel: Bei starkem Chrommangel ist die Glukosetoleranz gestört.

Überdosierung: Das in der Nahrung enthaltene dreiwertige Chrom gilt als relativ ungiftig gegenüber dem sechswertigem Chrom (chromhaltiger Staub am Arbeitsplatz), das als krebserregend gilt. Kritisch zu beurteilen ist ebenfalls das Chrompicolinat, das als Zusatz verwendet wird.

Empfehlung: Eine angemessene Zufuhr wird für Erwachsene auf 30 – 100 µg Chrom pro Tag geschätzt.

3.2.15 Molybdän

Vorkommen: Reich an Molybdän sind Hülsenfrüchte und Getreide.

Aufgaben: Molybdän wirkt am Stoffwechsel schwefelhaltiger Aminosäuren und Nucleotiden mit.

Mangel: Mangelsymptome, wie gestörte Funktionen von Nerven und Gehirn, sind nur nach künstlicher Ernährung aufgetreten.

Überdosierung: Molybdän ist als Umweltgift bekannt, gichtähnliche Symptome wurden beschrieben. Außerdem wurde eine erhöhte Ausscheidung von Kupfer beobachtet.

Empfehlung: Eine angemessene Zufuhr wird für Erwachsene auf 50 – 100 µg Molybdän pro Tag geschätzt.

3.3 Sekundäre Pflanzenstoffe

Sekundäre Pflanzenstoffe sind in Obst, Gemüse, Getreide und Hülsenfrüchten enthalten. Früher standen die teilweise negative Wirkungen im Vordergrund – heute wird der positive Einfluss auf die Gesundheit diskutiert.

Carotinoide sind bereits als Vorstufe für das Vitamin A bekannt. Studien belegen, dass eine Kost mit reichlich Gemüse und Obst sowohl Herz-Kreislauf-Erkrankungen als auch das Tumorrisiko senken kann. Jedoch erhöhten *Carotinoide* in isolierter Form bei Rauchern das Risiko für Lungentumore und Herz-Kreislauf-Erkrankungen.

Phytosterine ähneln dem Cholesterin, das in tierischen Fetten vorkommt, und können dadurch den Cholesterinspiegel senken. Sie sind in Pflanzensamen und damit auch in Pflanzenfetten enthalten. Sie werden auch Margarinen zugesetzt, allerdings kann Sitosterin die Aufnahme von Carotinoiden hemmen. Bisher ist nicht bewiesen, dass die alleinige Verwendung von angereicherter Margarine ohne Kostumstellung den Cholesterinspiegel senkt.

Saponine galten bisher als Giftstoffe, da sie beim Tier zu Störungen der roten Blutkörperchen (Hämolyse) führten. Neuere Studien zeigten im Tierversuch eine hemmende Wirkung auf Dickdarmtumore und den Cholesterinspiegel. Diese Bitterstoffe sind in Hülsenfrüchten und in der Lakritze enthalten. Lakritze kann den Blutdruck erhöhen, wenn mehr als 100 – 300 mg Glycyrrhizin am Tag aufgenommen wird.

Glucosinolate geben Kohlgemüse, Knoblauch und Senf den typischen Geschmack. Besonders bei Jodmangel können sie die Bildung eines Kropfes fördern. Jedoch zeigten Studien einen günstigen Einfluss von Kohlgemüse auf das Tumorrisiko und eine antibakterielle Wirkung.

Phenolsäuren sind im Vollkorn, Kartoffeln, Nüssen, Kaffee und schwarzem Tee enthalten. Im Laborversuch hemmten Phenolsäuren die Nitrosaminbildung (krebserregend) und wirkten antimikrobiell und antioxidativ. Phenolsäuren im Kaffee können den Homocysteinspiegel erhöhen, was heute als ungünstig für das Herz-Kreislauf-System angesehen wird.

Flavonoide sind in Gemüse, hier besonders in der Haut und den äußeren Blättern, Obst (Fruchtfleisch) und Tee enthalten. Studien zeigten eine sinkende Sterblichkeit an Herz-Kreislauf-Erkrankungen bei Menschen, die reichlich Flavonoide über die Kost aufnehmen. Der Verzehr von Äpfeln senkte das Risiko für Lungentumore. Besonders die Flavonoide im Grapefruitsaft gelten als Ursache dafür, dass die Wirkung einiger Medikamente verändert wird. Daher sollten Menschen, die Medikamente einnehmen, vorsichtshalber keinen Grapefruitsaft trinken. Flavonoidsupplimente sollten besonders von Schwangeren gemieden werden, da einige Verbindungen mutagen und genotoxisch wirken können und ein Verdacht besteht, dass das Leukämierisiko erhöht ist.

Anthocyane geben Beeren und Hülsenfrüchten ihre rote, blaue, violette und schwarze Farbe. Im Versuch wirkten sie anioxidativ, entzündungshemmend und positiv auf die Blutgefäße. Diese Wirkung auf den Menschen ist jedoch nicht belegt. Anthocyane werden Lebensmitteln als Zusatzstoffe zugesetzt und gelten als unbedenklich.

Isoflavonoide sind besonders reichlich in Soja enthalten. Studien zeigten, das ein hoher Verzehr von Soja mit verringerten Brust- und Prostatatumoren einhergeht. Außerdem kann Soja das negative LDL-Cholesterin senken und das positive HDL-Cholesterin erhöhen. Präparate mit Isoflavonoiden können bei bereits bestehendem Brustkrebs mehr schaden als nutzen.

3.4 Vitamin- und Mineralstoffzusätze

Viele Nahrungsergänzungsmittel sind unsinnig, da einige Vitamine und Mineralstoffe bei falscher Anwendung erhebliche Nebenwirkungen aufweisen und sich die Stoffe teilweise gegenseitig bei der Aufnahme behindern. Vitamine bzw. Mineralstoffe sollten nur bei einem echten Versorgungsengpass unter Aufsicht des behandelnden Arztes, der sich an die Richtlinien der oben angegebenen Fachgesellschaften hält, eingenommen werden. Der gesundheitliche Nutzen von hohen Dosen an Vitaminen, Mineralien und sekundären Pflanzenstoffen bleibt unbewiesen, dagegen traten leider bereits negative Wirkungen auf. Das Geschäft mit der Gesundheit greift zu immer aggressiverer Werbung, der Verbraucher wird verängstigt und glaubt, er benötige Zusätze. Besonders vorsichtig sollten Produkte beurteilt werden, die über das Internet bzw. den Direktvertrieb bezogen werden. Sie entziehen sich der amtlichen Kontrolle. Heute liefern selbst Supermärkte das ganze Jahr über natürliche Lebensmittel, die den Organismus mit ausreichend Nährstoffen versorgen.

Vitamin- und Mineralstoffzusätze in Lebensmitteln

Werden zuckerreiche Lebensmittel, wie Fruchtsaftgetränke, Bonbons und Frühstückscerealien mit Vitaminen und Mineralien angereichert, besteht die Gefahr, dass die negativen Auswirkungen des Zuckers übersehen werden. Vitamine und Mineralien beruhigen das Gewissen. Außerdem werden einige Lebensmittel nur geringfügig mit Vitaminen bzw. Mineralstoffen angereichert, andere enthalten zu große Mengen, so dass eine Überdosierung nicht ausgeschlossen werden kann. Der Verbraucher vermag nicht mehr zu entscheiden, wie brauchbar das Lebensmittel für ihn ist. Da die meisten Menschen ausreichend mit Vitaminen und Mineralstoffen versorgt sind und nur bestimmte Risikogruppen einen Mangel an einzelnen Vitaminen und Mineralstoffen haben, ist eine Anreicherung unnötig. Eine Ausnahme bildet hier das jodierte Speisesalz, welches wegen des verbreiteten Jodmangels gerade bei Kindern, Jugendlichen und Schwangeren verwendet werden sollte. Pflanzenmargarine mit Phytosterinen kann sich günstig auf den erhöhten Cholesterinspiegel auswirken, wenn gleichzeitig die Kost umgestellt wird.

wenig sinnvoll: wichtig:

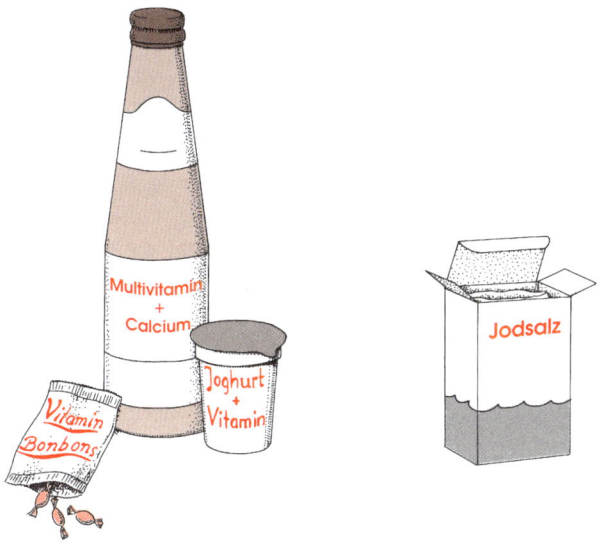

Abb. 3.1: **Vitamin- und mineralstoffangereicherte Lebensmittel**

Merke

- Die Einnahme von Präparaten mit Vitaminen, Mineralstoffen und sekundären Pflanzenstoffen sowie die Anreicherung von Lebensmitteln müssen kritisch beurteilt werden.
- Jodiertes Speisesalz – dagegen – wird zur Kropfprophylaxe empfohlen.

4 Wasserhaushalt und Getränke

Lernziel
* Aufgabe des Wassers im menschlichen Körper verstehen und Bedarf abschätzen können.

Der Wasseranteil am Körpergewicht beträgt beim Erwachsenen 50 – 60 %, wobei Muskelmasse mehr Wasser enthält als Fettgewebe. Beim Säugling liegt er wegen des relativ größeren Gehalts an extrazellulärer Flüssigkeit sogar bei 70 %.

Aufgaben: Wasser spielt im menschlichen Organismus eine bedeutende Rolle. Es dient als:
* Baustoff: Zellen und Gefäße erhalten ihre Gestalt durch den Wasseranteil.
* Lösungsmittel: In Wasser lösen sich sowohl organische (hydrophile) wie anorganische Stoffe.
* Transportmittel: Die gelösten Stoffe werden mit dem Wasser transportiert, insbesondere im Blutkreislauf.
* Quellmittel: Wasser dient als Quellmittel für Ballaststoffe, wodurch eine gute Verdauung ermöglicht wird.
* Temperaturregulator: Durch Wasserverdunstung beim Schwitzen wird Wärme abgeführt.

Empfehlung: Wichtig ist die Unterscheidung zwischen dem täglichen Wasserbedarf und der *Trinkmenge*. Als Wasserbedarf wird die Summe aus Getränken, Nahrung und Oxidationswasser verstanden. Damit liegt er erheblich über der Trinkmenge.

Der tägliche *Wasserbedarf* des Körpers ist vom Lebensalter abhängig. So müssen Säuglinge täglich 20 % ihres Gesamtkörperwassers ersetzen (Wasserumsatz), Erwachsene dagegen nur 6 %. Die Niere des Neugeborenen kann den Harn noch nicht ausreichend konzentrieren, so verliert der kleine Organismus viel Wasser über den Urin und ist besonders gegenüber Wasserverlusten gefährdet.

An Gesamtwasser benötigen Säuglinge je nach Alter 700 – 1 000 ml täglich, Kinder zwischen 1 000 und 2 500 ml. Jugendliche bis zu 19 Jahren haben den höchsten Wasserbedarf (bis 2 800 ml) und im Alter sinkt er wieder auf 2 300 ml. Schwangere benötigen ca. 2 700 ml, Stillende sogar 3 100 ml täglich an Flüssigkeit.

Folgende Faktoren erhöhen den Wasserbedarf: reichlicher Verzehr von Kochsalz und Eiweiß, körperliche Anstrengung, Hitze, Fieber, Erbrechen und Durchfälle.

Wasserbilanz

Das Verhältnis von Gesamtwasseraufnahme und -abgabe wird als *Wasserbilanz* bezeichnet. Sie berechnet die Wasseraufnahme und Wasserabgabe über Urin,

Stuhl, Lunge und Haut. Bei einigen Erkrankungen ist diese Bilanz gestört und wird daher zur Diagnose und Therapie herangezogen. So zeigt die Wasserbilanz den Funktionszustand der Nieren z.B. bei der Niereninsuffizienz an. Zur Überprüfung der Wasserbilanz gehört die tägliche Gewichtskontrolle: Bleibt das Körpergewicht konstant, ist Wasseraufnahme und -ausscheidung ausgeglichen. Die *Wasserbilanz* des gesunden Erwachsenen in Ruhe und gemäßigtem Klima stellt Tab. 4.1 dar.

Tab. 4.1: **Wasserbilanz des Erwachsenen**

Wasseraufnahme	ml/Tag	Wasserabgabe	ml/Tag
Getränke	1 400	Urin	1 400
Wasser aus der Nahrung	900	Stuhl	150
Oxidationswasser*	300	Lunge	500
		Haut	550
Gesamtwasseraufnahme	2 600	*Gesamtwasserabgabe*	2 600

* Oxidationswasser entsteht bei dem Abbau von Kohlenhydraten, Fetten und Eiweiß zu CO_2 und Wasser.

Mangel: Ältere Menschen trinken häufig zu wenig, da sie weniger Durst als jüngere Menschen empfinden. Durch den Wassermangel werden die Stoffwechselprodukte nicht mehr ausreichend ausgeschieden und es kann zum Ausfall von Harnsäure kommen. Außerdem fehlt Wasser, um den Stuhl weicher zu machen und es kommt zu Verstopfungen. Wassermangel führt weiter zu Schwindelgefühl, Kopfschmerzen, Atemnot, vermindertem Blutvolumen, Gehunfähigkeit, Krämpfen und Delirium. Gerade kranke Menschen, die Medikamente einnehmen, sollten ausreichend trinken, damit sich die Medikamente gut verteilen und an den Wirkort gelangen, und anschließend wieder ausgeschieden werden.

> ▬ Merke ▬▬▬▬▬▬▬▬▬▬▬▬▬▬▬▬▬▬▬▬▬▬▬▬▬▬▬▬▬▬▬▬▬▬▬
> • Wasser ist lebensnotwendig. Daher müssen die Verluste täglich ausgeglichen werden.

4.1 Getränke

Über die Getränke nehmen wir die größte Flüssigkeitsmenge auf, daher sind sie besonders wichtig. Gesunde Erwachsene sollten jeden Tag etwa 1,5 Liter trinken. Wesentlich größere Mengen sind nicht erforderlich, sie führen meist zu einem Überangebot anderer Inhaltsstoffe (Zucker, Salz, Eiweiß, Alkohol), außerdem können sie gerade bei Untergewichtigen den Appetit auf wichtige Lebensmittel vermindern.

Getränke der ersten Wahl sind Trinkwasser guter Qualität und daraus herge-stellte Früchtetees sowie natriumarmes Mineralwasser. Normalerweise wird das Trinkwasser laufend kontrolliert und muss strenge hygienische Auflagen erfül-len. Problematisch sind erhöhte Nitrat- und Nitritwerte in Regionen mit intensi-ver Tierhaltung. Je nach Mineralstoffgehalt des Wassers können Leitungsrohre zu Rückständen (Blei, Kupfer) führen. Auskunft über die Wasserqualität ertei-len die Wasserwerke bzw. Behörden der Lebensmittelüberwachung; Hausbrun-nen müssen selbst überwacht werden lassen.

Besonders Säuglinge benötigen eine gute Trinkwasserqualität, da z.B. Nitrit zu einem lebensbedrohlichen Sauerstoffmangel (Methämoglobinämie) führen kann. Mineralwasser mit dem speziellen Vermerk «geeignet für die Zubereitung von Säuglingsnahrung» darf nur wenige Mineralien (z.B. NaCl) und Nitrit ent-halten. Es eignet sich genau wie ein natriumarmes Wasser auch für Erwachsene, die kochsalzarme Getränke bevorzugen sollten, um einem hohen Blutdruck vor-zubeugen. Da Kohlensäure das Wasser vor mikrobiellem Verderb schützt, ist es für Menschen mit geschwächtem Immunsystem (Säuglinge, Senioren, Kranke) besser geeignet. Die Kohlensäure kann mit einem Löffel herausgerührt werden.

Kräutertees sollten öfter einmal gewechselt werden, denn Heilkräuter kön-nen auch Nebenwirkungen haben. So wirkt Pfefferminztee zwar krampflösend, kann jedoch auch Verstopfung und Gallenleiden fördern. Ebenso sind Heil-quellen nur über einen bestimmten Zeitraum als Kur für die Gesundheit förder-lich.

Frischgepresste Säfte oder *Fruchtsäfte*, die zu 100 % aus Fruchtsaft bestehen, liefern Fruchtzucker, Mineralien und Vitamine. Da der Fruchtzucker und die Säure den Zahnschmelz angreifen können, gehören sie genau wie andere zu-ckerreiche Getränke nicht in die Saugflasche von Kleinkindern. Patienten mit erhöhten Trigyceriden müssen bedenken, dass die Trigyceride durch Frucht-zucker erhöht werden. Fruchtsäfte lassen sich gut mit Wasser verlängern z.B. Apfelsaftschorle.

Fruchtsaftgetränke, Fruchtnektar und *Limonade* enthalten reichlich Zucker und in abnehmender Reihenfolge wenig Mineralien. Wer sie gerne trinkt, sollte sie mit viel Wasser mischen, damit der Durst gelöscht wird. Mit Süßstoff gesüß-te Erfrischungsgetränke (kalorienarm) eignen sich für Diabetiker und Men-schen, die auf ihr Gewicht achten.

Gemüsesäfte sind energiearm und liefern reichlich Mineralien, jedoch sind sie häufig gesalzen.

Milch und *Buttermilch* zählen zwar wegen der Nährstoffe zu den Lebens-mitteln, liefern jedoch auch Wasser. Sie eignen sich für Kinder und Patienten, die nur einen geringen Appetit verspüren. Milch lässt sich als Kakao oder Mix-getränk mit frischem Obst zubereiten. Ungesüßte Molke enthält neben dem Milchzucker, Vitamine und Mineralien, sie ist damit das energieärmste Milch-produkt.

4.2 Koffeinhaltige und alkoholische Getränke

Koffein- und alkoholhaltige Getränke zählen wegen ihrer anregenden Wirkung zu den Genussmitteln.

Koffeinhaltige Getränke

Zu den koffeinhaltigen Getränken gehören Kaffee, grüner bzw. schwarzer Tee, Matetee sowie Cola-Getränke und Energie-Drinks. Koffein stimuliert das zentrale Nervensystem, dabei kann sich die Konzentrationsfähigkeit erhöhen und Müdigkeit verringern. Jedoch auch Nervosität und besonders bei Schlafdefizit können Müdigkeit folgen. Koffein wirkt harntreibend (diuretisch) und entzieht dem Körper damit Wasser und Mineralstoffe. Gesunde Menschen sollten am Tag nicht mehr als 5 Tassen (à 125 ml) koffeinhaltige Getränke zu sich nehmen. *Kaffee* enthält neben dem Koffein Röststoffe, die die Magensäureproduktion anregen (Vorsicht: Magengeschwür). Im Kaffeesatz des Kaffees befindet sich ein Stoff, der die Cholesterinwerte erhöhen kann. Beim Filterkaffee wird dieser Stoff weitgehend aufgefangen und gelangt nur in geringen Mengen ins Getränk. Grüner *Tee* wird in asiatischen Ländern bevorzugt, während er in Deutschland fermentiert – als schwarzer *Tee* – getrunken wird. Da Koffein hier gebunden vorliegt, wird es langsamer und über einen längeren Zeitraum freigesetzt. Bei Magenerkrankungen und Herz-Kreislauf-Erkrankungen wird nach heutigem Kenntnisstand Tee dem Kaffee vorgezogen. Tee vermindert jedoch die Eisenaufnahme und wirkt leicht stopfend.

Energie-Drinks und *Cola-Getränke* werden gerne von Jugendlichen getrunken. Sie enthalten Koffein in unterschiedlichen Mengen sowie reichlich Zucker. Gesundheitlich sind sie für diese Altersgruppe weniger problematisch als alkoholische Getränke, da Alkohol schädlicher ist als Koffein. Kinder, die häufig Cola-Getränke statt Milch trinken, können Probleme mit der Calciumversorgung bekommen. Außerdem sind die Getränke zu energiereich und schlecht für die Zähne.

Alkoholische Getränke

Alkoholische Getränke gehören zu den entbehrlichen Energielieferanten, da sie keine wichtigen Nährstoffe liefern. Sie führen wegen ihres hohen Kaloriengehaltes und ihrer appetitfördernden Wirkung leicht zu Übergewicht. Außerdem wirken sie diuretisch und führen so zu Wasser- und Elektrolytverlusten. Auch in Hinblick auf ihre schädigenden Wirkungen sollten sie nur gelegentlich als Genussmittel getrunken werden.

Laut Ernährungsbericht 2000 nehmen Männer zwischen 25 und 51 Jahren durchschnittlich 21 g Alkohol und Frauen 12,3 g Alkohol über Getränke auf. Da einige Menschen besonders regelmäßig Alkohol konsumieren, verursacht er große gesundheitliche und soziale Probleme.

Überhöhter, regelmäßiger Alkoholkonsum kann:
- Die Schleimhäute des Verdauungstraktes schädigen
- Eine Unterversorgungen mit Nährstoffen erzeugen
- Die Harnsäureausscheidung hemmen und Gicht auslösen
- Den Blutdruck erhöhen
- Die Triglyceride im Blut erhöhen (Arterioskleroserisiko)
- Die Leber als Organ des Alkoholabbaus verändern (Fettleber, Zirrhose)
- Die Bauchspeicheldrüse schädigen (Pankreatitis)
- Sucht erzeugen
- Die Hirn- und Nervenfunktionen schädigen
- Das Tumorrisiko im oberen Verdauungstrakt und Dickdarm erhöhen sowie Brustkrebs fördern
- Beim Ungeborenen Fehlentwicklungen auslösen
- Die Wirkung von Medikamenten verändern
- Unfallgefahr und Aggressivität fördern.

Merke

- 1 g Alkohol enthält 7 kcal bzw. 30 kJ, ein Liter Wein enthält 700 kcal!
- Alkoholische Getränke sind Genussmittel; sie sollten nur gelegentlich getrunken werden.

Testfragen: Vitamine, Mineralstoffe, Wasser und Alkohol

1. Warum sollen die wasserlöslichen Vitamine möglichst täglich aufgenommen werden?
2. Welches Vitamin wird für das Sehen benötigt?
3. Welches Vitamin ist für die Aufnahme von Calcium besonders wichtig?
4. Welche Lebensmittel sind besonders reich an Jod?
5. Welche Mineralstoffe nehmen wir eher zuviel auf?
6. Benötigen wir Lebensmittel, die mit Vitaminen angereichert sind?
7. Wie viel Wasser benötigt ein gesunder Erwachsener pro Tag?
8. Ein Patient trinkt zu wenig. Wie kann sein Flüssigkeitsbedarf gedeckt werden?
9. Wie viel Prozent des Körpergewichts eines Erwachsenen entfällt auf den Wasseranteil?
10. Wodurch wird der Wasserbedarf erhöht?
11. Wie viel Kilokalorien enthält ein Gramm Alkohol?

5 Fremdstoffe in Lebensmitteln

Lernziele

- Fremdstoffe in Lebensmitteln und deren gesundheitliche Bedeutung identifizieren.
- Strategien zur Vermeidung von gesundheitlichen Risiken entwickeln.

Allgemeine Ernährungslehre

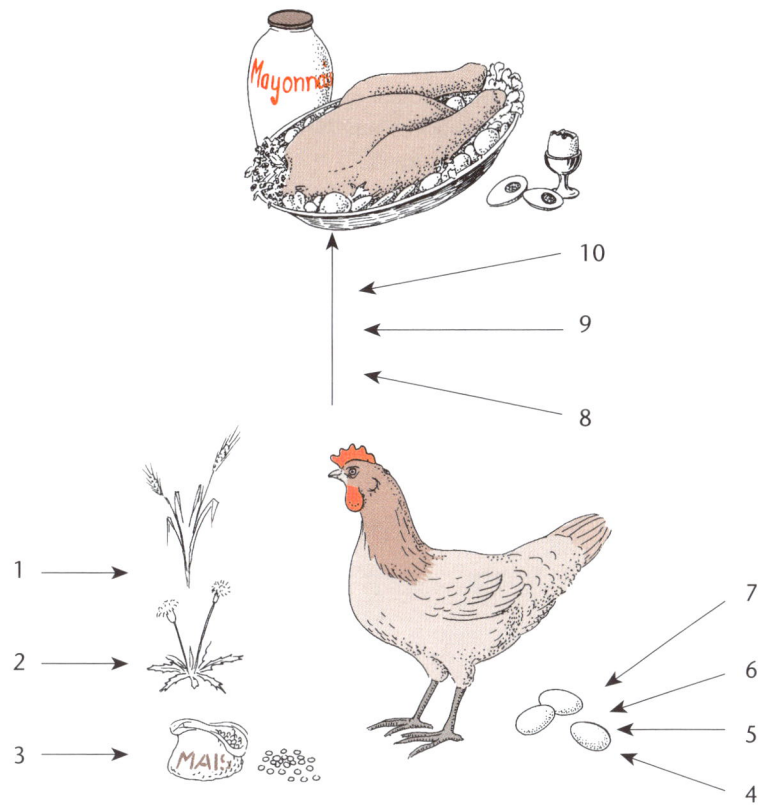

1 Emission aus der Umwelt (Industrie, Auto, Kernkraftwerk)
2 Pflanzenschutzmittel (Mittel gegen Unkräuter, Insekten und Pilze)
3 Rückstände bei Futtermittelgewinnung
4 Leistungsförderer (Medikamente, Vitamine)
5 Arzneimittel (Antibiotika, Sulfonamide)
6 Desinfektionsmittel
7 Mikroorganismen (Salmonellen)
8 Zusatzstoffe
9 Technische Hilfsstoffe (Lebensmittelverarbeitung)
10 Verpackungsmaterial

Abb. 5.1: **Fremdstoffe in Lebensmitteln**

Fremdstoffe in Lebensmitteln (Abb. 5.1) gelangen auf unterschiedlichsten Wegen in die Lebensmittel. Teilweise werden sie bei der Produktion eingesetzt, wie z.B. Pflanzenschutzmittel oder sind durch Umweltverschmutzung, wie z.B. Schwermetalle, bedingt.

5.1 Mikrobiologische Verunreinigungen

Mikrobiologische Verunreinigungen der Lebensmittel werden entweder durch die Mikroorganismen direkt oder durch ihre Stoffwechselprodukte hervorgerufen. Sie können sowohl zu akuten Infektionen unterschiedlichen Schweregrades als auch zu langfristigen Schäden, wie Tumorerkrankungen, führen. Daten zu den wichtigsten Lebensmittelinfektionen enthält Tabelle 5.1. Bei den Erregern handelt es sich im um Bakterien, Viren und Pilze. Die Verunreinigung (Kontamination) erfolgt durch einen unsachgemäßen Umgang mit den Lebensmitteln bereits bei der Erzeugung oder bei der nachfolgenden Zubereitung. Durch den großzügigen Einsatz antibiotisch wirkender Medikamente – sowohl in der Humanmedizin als auch in der Tiermast – sind viele Bakterien unempfindlich (resistent) geworden. Das erschwert die Therapie.

Tab. 5.1: **Lebensmittelinfektionen**

Erreger	Vorkommen	Ursache	Symptome
Salmonella enteritidis	eiweißreiche, tierische Lebensmittel, wie Geflügel, Eier usw.	mangelnde Hygiene, überlagerte Lebensmittel, unzureichende Kühlung	Bauchschmerzen, Übelkeit, Durchfall, Fieber, Todesfälle
Staphyloccocus aureus (häufig resistent) (Eitererreger bilden Gift)	durch Menschen zubereitete Lebensmittel	Infektion durch Menschen, Enterotoxin ist hitzestabil	Erbrechen, Durchfall, Leibschmerzen
EHEC (Enterohämorrhagische Escherichia Coli)	rohes Rindfleisch, unerhitzte Milch	mangelnde Hygiene, Infektion durch Menschen möglich	schwere Durchfälle, besonders bei Kindern Nierenversagen
Clostridium botulinum (bildet starkes Gift)	Lebensmittelkonserven	unzureichend erhitzte Konserven (hausgemacht), Bombagen (Gasbildung)	Übelkeit, Erbrechen, Atemlähmung, Tod (0,1 – 1 µg)
Pilzsporen	Honig	Sporen können bei Säuglingen (bis 6 Monaten alt) auskeimen	Lähmungen, Schluckstörungen
Bacillus cereus (bilden Gift)	alle eiweiß- und stärkereichen Lebensmittel	unzureichende Kühlung	Bauchschmerzen, Übelkeit, Durchfälle

Erreger	Vorkommen	Ursache	Symptome
Clostridium perfringens (bilden Gift)	zubereitete, eiweiß-reiche Lebensmittel, Fleischgerichte	mangelnde Hygiene, unzureichende Kühlung	Durchfälle, Übelkeit, Bauchkrämpfe
Listeria monocytogenes	insbesondere in der alkalischen Rinde von Käse (Schmierkäse, wie Romadur und Schimmelkäse, wie Camembert)	mangelnde Hygiene	Fieber, Blutvergiftung, Hirnhautentzündung, Vorsicht vor Infektionen in der Schwangerschaft, da Schäden beim Ungeboren!
Toxoplasma gondii (Toxoplasmose)	in rohem oder nicht ausreichend erhitztem Fleisch	mangelnde Hygiene, Vorsicht: Katzen sind häufig Ausscheider!	Fieber, grippeähnliche Symptome, Vorsicht bei Erstinfektion in der der Schwangerschaft! Früh-, Totgeburten und Störungen im ZNS beim Kind
Aspergillus Arten (Gifte: Aflatoxine)	verschimmelte Lebensmittel, Nüsse	falsche Lagerung, feuchte Hitze	krebserregend

Merke

- Lebensmittel, die ungewohnt riechen, schimmeln oder faulen dürfen nicht mehr verzehrt werden.

5.2 Rückstände aus der Lebensmittelproduktion

Stoffe, die bei der Lebensmittelproduktion eingesetzt werden, können in Spuren oder auch größeren Mengen im Lebensmittel verbleiben. Diese Substanzen sind unterschiedlich giftig. Für einen Teil von ihnen schreibt das Lebensmittel- und Bedarfsgegenstände-Gesetz Höchst- bzw. Richtwerte vor (§ 14 Pflanzenschutz-mittel-Höchstmengenverordnung, § 15 Stoffe mit pharmakologischer Wirkung). Diese Werte sollen verhindern, dass gesundheitsgefährdende Stoffe in Nahrungsmitteln bestimmte Mengen überschreiten. Einen kleinen Überblick über die zahlreichen, unterschiedlichen Substanzen, die zur Rückstandsbildung beitragen können, liefert Tabelle 5.2.

Merke

- Obst und Gemüse der Saison bevorzugen, da sie weniger Rückstände von Pestiziden enthalten!
- Nur geeignete Verpackungsmaterialien wählen!

Tab. 5.2: **Rückstände aus der Lebensmittelproduktion**

Substanzen	Aufgabe	Mögliche Rückstände in	Probleme
Pestizide: Fungizide, Herbizide, Insektizide	Pilze, Unkräuter und Insekten vernichten	Pflanzlichen und tierischen Lebensmitteln, Grundwasser	Vorschriften werden missachtet, mangelnde Kontrolle, einige Gifte werden nur langsam abgebaut (chlorierte Kohlenwasserstoffe)
Düngemittel	Ertrag steigern	pflanzlichen Lebensmitteln, Grundwasser	Nitrat $\rightarrow$ Nitrit gefährlich für Säuglinge (Methämoglobinämie) Nitrit + Amine = Nitrosamine, krebserregend
Tierarzneimittel	Krankheiten vorbeugen, heilen, Produktion steigern	vom Tier stammenden Lebensmitteln	illegale Anwendung, erhöhte Rückstände: Nebenwirkungen und Resistenz
Desinfektionsmittel	Desinfektion von Ställen, Lagerräumen und Lebensmittelbetrieben	allen Lebensmitteln	Rückstände im Lebensmittel: Nebenwirkungen
Verpackungsmaterial und Behältnisse	Aufbewahren von Lebensmitteln	Lebensmitteln, die mit dem Material in Kontakt kommen	Materialien können Stoffe abgeben, z.B. Weichmacher oder Schwermetalle

5.3 Verunreinigungen aus der Umwelt

Viele Substanzen, die in die Umwelt abgegeben werden, gelangen von dort unerwünscht in die Nahrungskette. Es handelt sich sowohl um Substanzen, die natürlichen Ursprungs sind, wie z.B. Schwermetalle als auch um Substanzen, die vom Menschen produziert wurden, wie z.B. polychlorierte Biphenyle (PCB's) und Dioxine. Für einige dieser Schadstoffe existieren Grenz- und Richtwerte. Richtwertüberschreitungen verbieten jedoch noch nicht den Verkauf des entsprechenden Lebensmittels. Besondere Probleme bereiten die fettlöslichen Substanzen, die sich im Fettgewebe ansammeln. Da sie nicht ausgeschieden werden, reichern sie sich in der Nahrungskette an (☞ Abb. 5.2). Bei der Muttermilch ist dann der empfindliche Säugling das letzte Glied der Kette. Einen Überblick über mögliche Verunreinigungen von Lebensmittel mit Umweltschadstoffen gibt Tabelle 5.3. Verbraucher können helfen die Schadstoffbelastung der Umwelt zu reduzieren, wenn sie z.B. häufiger das Auto stehen lassen und Mehrweg-Artikel bevorzugen (☞ Abb. 5.3).

▬ Merke ▬

• Weniger Abfall produzieren, so dass weniger Schadstoffe anfallen!

• Selten Leber und Nieren essen, da sie als Entgiftungs- und Ausscheidungsorgane reichlich Schadstoffe angesammelt haben können!

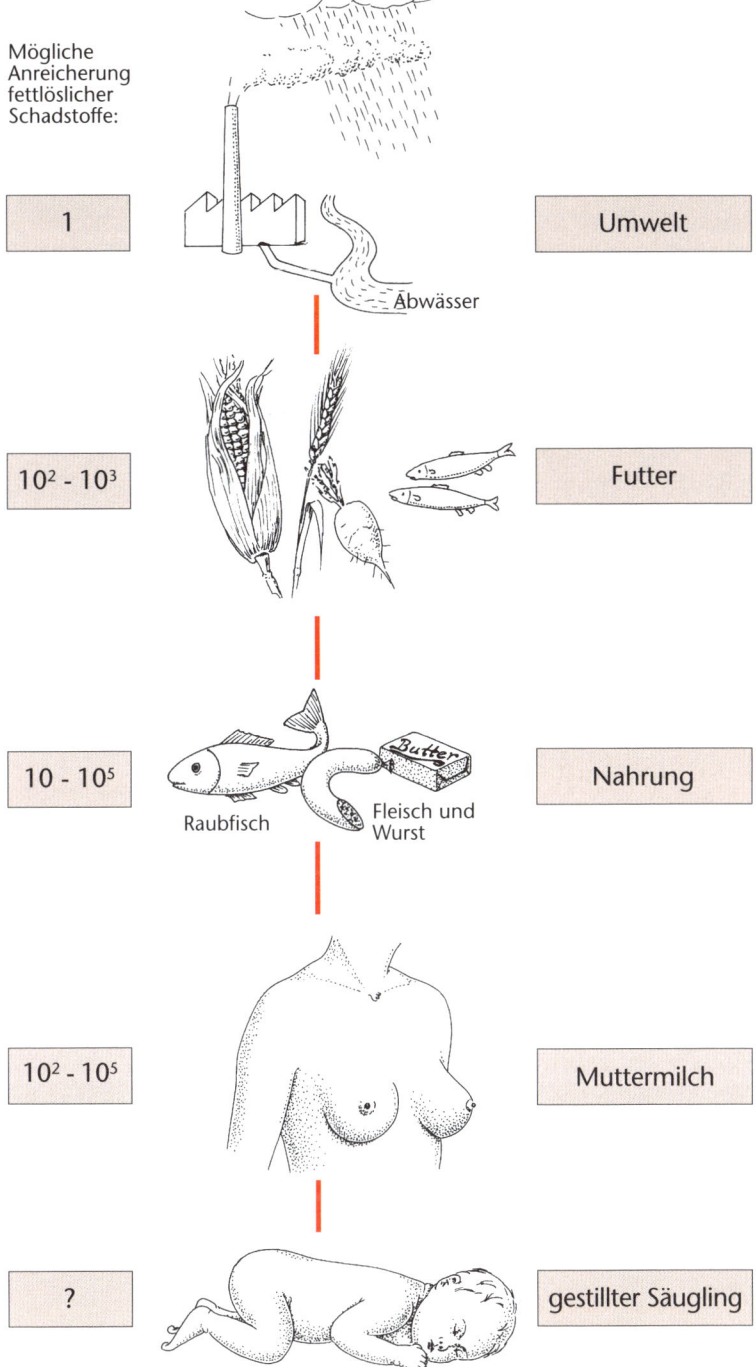

Mögliche Anreicherung fettlöslicher Schadstoffe:

1	Umwelt

Abwässer

$10^2 - 10^3$	Futter

$10 - 10^5$	Nahrung

Raubfisch   Fleisch und Wurst

Butter

$10^2 - 10^5$	Muttermilch

?	gestillter Säugling

Abb. 5.2: **Mögliche Anreicherung fettlöslicher Schadstoffe in der Nahrungskette am Beispiel chlorierter Kohlenwasserstoffe in der Muttermilch**

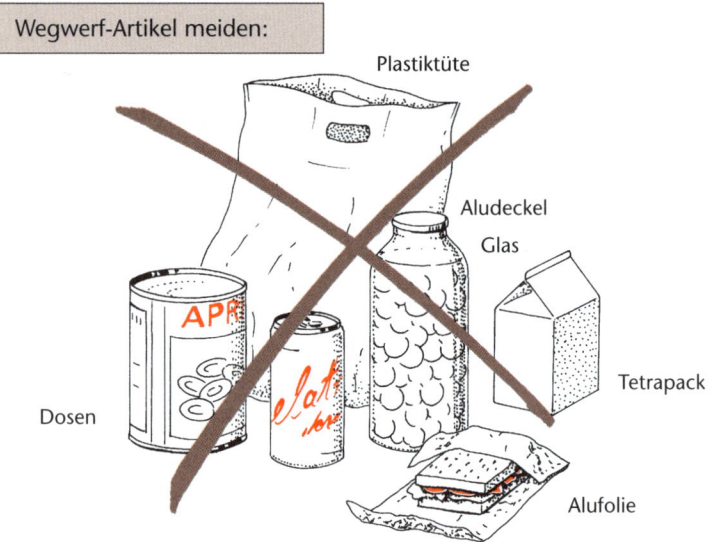

Wegwerf-Artikel meiden:

Plastiktüte

Aludeckel

Glas

Tetrapack

Dosen

Alufolie

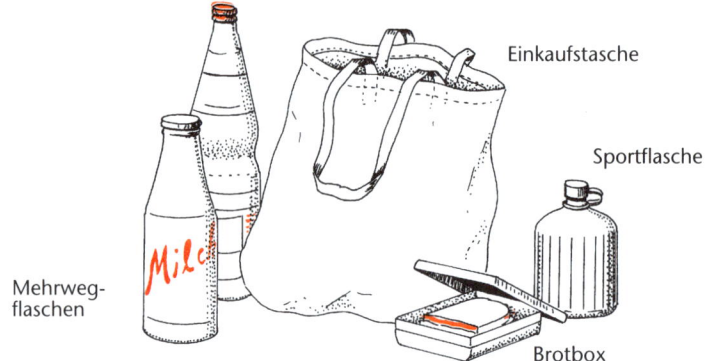

Mehrweg-Artikel bevorzugen:

Einkaufstasche

Sportflasche

Mehrweg-
flaschen

Brotbox

Abb. 5.3: **Abfall vermeiden schützt die Umwelt**

Tab. 5.3: **Umweltschadstoffe in Lebensmitteln**

Substanzen/Herkunft	Vorkommen	negative Auswirkungen
Schwermetalle: Cadmium, Blei, Quecksilber/Industrie und Abgase	pflanzliche und tierische Lebensmittel, insbesondere Niere und Leber	Schäden an Nieren, Nerven, Immunsystem und Blut bildendem System
chlorierte Kohlenwasserstoffe: Dioxin, PCB's/Industrie, Müllverbrennung	tierische Fette, Milchfett, Muttermilch	reichern sich im Fettgewebe an, Schäden an Leber, Immunsystem und Blut bildendem System, Tumorrisiko

Substanzen/Herkunft	Vorkommen	negative Auswirkungen
Polyzyklische aromatische Kohlenwasserstoffe (PAK)/ Abgase und Grillen	Grünkohl, geräucherte und gegrillte Lebensmittel	Tumore
radioaktive Elemente/ Atomkraftwerke, Industrie	insbesondere Pilze, Wild	Erbgutschäden, Tumore
Nitrat/Kot-Harngemisch von großen Tierbetrieben	Brunnenwasser, einige Gemüse, wie Spinat, Grüner Salat, Rote Bete, Feldsalat	Nitrit (Methämoglobinbildung bei Säuglingen), Nitrosamine (krebserregend)

5.4 Zusatzstoffe

Zusatzstoffe werden den Lebensmitteln absichtlich zugesetzt (☞ Abb. 5.4). Sie sollen die Gesamtbeschaffenheit oder bestimmte Eigenschaften der Lebensmittel verändern. Ob der Einsatz von Zusatzstoffen sinnvoll ist oder sogar negative Auswirkungen haben kann, wird heftig diskutiert. Dabei muss das Nutzen-Risiko-Verhältnis beachtet werden. So können Zusatzstoffe z.B. der Sicherheit dienen, wenn sie als Konservierungsstoffe vor dem Verderb schützen. Zusatzstoffe werden aber auch aus technologischen Gründen eingesetzt, um eine Massenproduktion zu ermöglichen. Die Lebensmittel sollen standardisiert werden, so dass jedes Produkt sich im Geschmack, Aussehen und in der Konsistenz gleicht.

Genehmigung

Zusatzstoffe müssen, bis auf einige Ausnahmen (alkoholische Getränke), auf dem Lebensmittel als Zutat angegeben werden, entweder mit dem Klassennamen, der E-Nummer (gilt für Europa) oder der chemischen Bezeichnung.

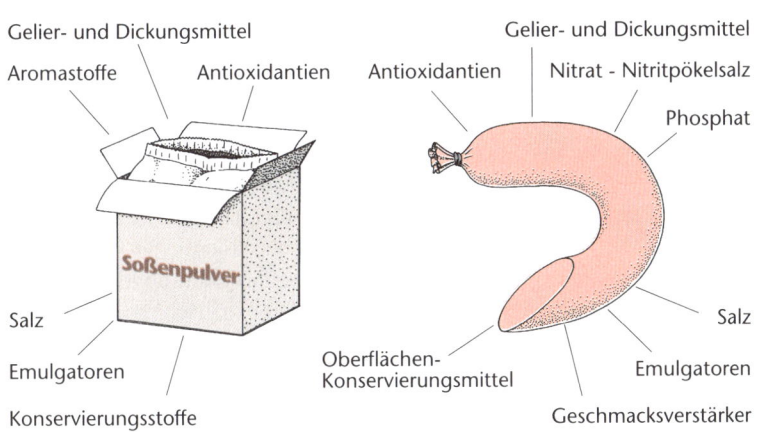

Abb. 5.4: **Zusatzstoffe in verarbeiteten Lebensmitteln**

- Zusatzstoffe müssen angegeben werden, so dass der Verbraucher selbst entscheiden kann, ob er Lebensmittel mit oder ohne Zusatzstoffe kaufen will.
- Da Zutatenlisten bei alkoholischen Getränken nicht vorgeschrieben sind, wird z.B. bei Wein nicht ersichtlich, wie stark er geschwefelt ist.

Alle neu synthetisierten Zusatzstoffe benötigen die Zulassung der entsprechenden Gesundheitsbehörde. Sie dürfen die Gesundheit nicht nachweislich schädigen. Die Hersteller müssen Untersuchungen durchführen und belegen, dass die Substanzen in geringen Mengen für den Menschen unbedenklich sind. Dieses Verfahren gilt auch für Pestizide und Medikamente, die für Nutztiere verwendet werden. Das Verfahren wird am folgenden Beispiel erklärt:

1. Zusatzstoff XY soll zugelassen werden.

2. XY wird Tieren über das Futter verabreicht. Ermittelt wird die höchste Menge pro kg/Körpergewicht (KGW) des Tieres, die täglich ohne beobachtbaren Effekt aufgenommen werden kann.

$$\text{Kein beobachtbarer Effekt} = \text{Menge XY/kg KGW}$$

3. Diese Dosis muss jetzt auf den Menschen übertragen werden, denn es soll bestimmt werden, wie viel der Mensch täglich ohne Gesundheitsrisiko zu sich nehmen kann. Gesucht wird die annehmbare Tagesdosis (ATD) für den Menschen. Ein Sicherheitsfaktor (SF) soll die Unsicherheiten ausgleichen, die entstehen, wenn Tierversuche auf den Menschen übertragen werden und die Wirkung noch unbekannt ist.

$$SF = 10 - 2\,000$$

Unter Berücksichtigung des Körpergewichts ergibt sich:

$$ATD = \frac{\text{Kein beobachtbarer Effekt} \times \text{Körpergewicht}}{SF}$$

Dieses Verfahren ist umstritten, denn Tierversuche lassen sich nicht so leicht auf den Menschen übertragen. Außerdem reagieren Kranke wesentlich empfindlicher als Gesunde. Da der Mensch sehr vielen Fremdstoffen ausgesetzt ist, müssen auch Wechselwirkungen berücksichtigt werden.

Gelegentlich tauchen Flugblätter auf, die pauschale Ängste vor Zusatzstoffen erzeugen. Diese Papiere sind unsolide und entbehren jeglicher wissenschaftlicher Grundlage, auch wenn renommierte Institute als Quelle angegeben werden. Sicherlich sollte man den Umgang mit Zusatzstoffen kritisch prüfen und mögliche Risiken minimieren. Allerdings müssen die tatsächlichen Risiken benannt werden. Aktuelle Informationen liefern z.B. die Verbraucherverbände. Tabelle 5.4 gibt einen Überblick über die gängigen Zusatzstoffe.

Tab. 5.4: **Zusatzstoffe**

Klassen	E-Nummer	Bemerkungen zu den Stoffen
Farbstoffe	E 100 – 180	Azofarbstoffe können Allergien auslösen (Tartrazin)
Konservierungsstoffe	E 200 – 270	Schwefeldioxid kann Kopfschmerzen verursachen und Vitamin B_1 zerstören, Nitrat bzw. Nitrit als Pökelsalze für Wurstwaren, kann insbesondere durch hohe Temperatur zu Nitrosaminen umgebaut werden (krebserregend)
Antioxidationsmittel	E 220 – 472	Butylhydroxitoluol E 321 kann Allergien auslösen
Emulgator, Stabilisator	E 320, 470	gelten als unbedenklich
Verdickungsmittel	E 400 – 466	natürliche Stoffe aus Pflanzen und Algen, evtl. laxierend (abführend)
Geschmacksverstärker	E 620 – 637	regen den Appetit an
Säuerungsmittel	E 260 – 579	gelten als unbedenklich
Trenn- und Überzugsmittel	E 530 – 915	einige Wachse sind kaum toxikologisch untersucht
modifizierte Stärke	E 1414 – 22	gelten als unbedenklich
künstliche Süßstoffe	Stoffname	gelten bei normaler Dosierung als unbedenklich
Zuckeraustauschstoffe	E 420, 421	hohe Dosierung kann Durchfall erzeugen
Backtriebmittel	E 341 – 504	gelten als unbedenklich
Schaumverhüter		Fette und Glyceride, gelten als unbedenklich
Schmelzsalze	E 325 – 544	Phosphate sollten gemieden werden, sie stören den Calciumhaushalt

Testfragen: Fremdstoffe in Lebensmitteln

1. Wodurch entstehen die meisten Lebensmittelvergiftungen?
2. Kann man den Verzehr von Zusatzstoffen umgehen?
3. Wo lagern sich chlorierte Kohlenwasserstoffe ab?
4. Warum sollten geschwefelte Lebensmittel gemieden werden?
5. In welchen Lebensmitteln kann sich Nitrat oder Nitrit anreichern?
6. Darf eine Firma, die einen neuen synthetischen Zusatzstoff entwickelt hat, ihn sofort ohne Prüfung Lebensmitteln zusetzen?

6 Umgang mit Lebensmitteln

- Geeigneten Umgang mit Lebensmitteln erlernen.

Durch den richtigen Umgang mit Lebensmitteln lassen sich viele gesundheitliche Risiken minimieren. Gerade in der häuslichen Pflege ist es notwendig, den Patienten mit einer hygienischen und schmackhaften Kost zu versorgen. Dabei sind verschiedene Aspekte zu beachten (Abb. 6.1):

1. Vermeiden, dass Lebensmittel verderben
2. Aufnahme von Schadstoffen verringern
3. Nährwert und Geschmack erhalten.

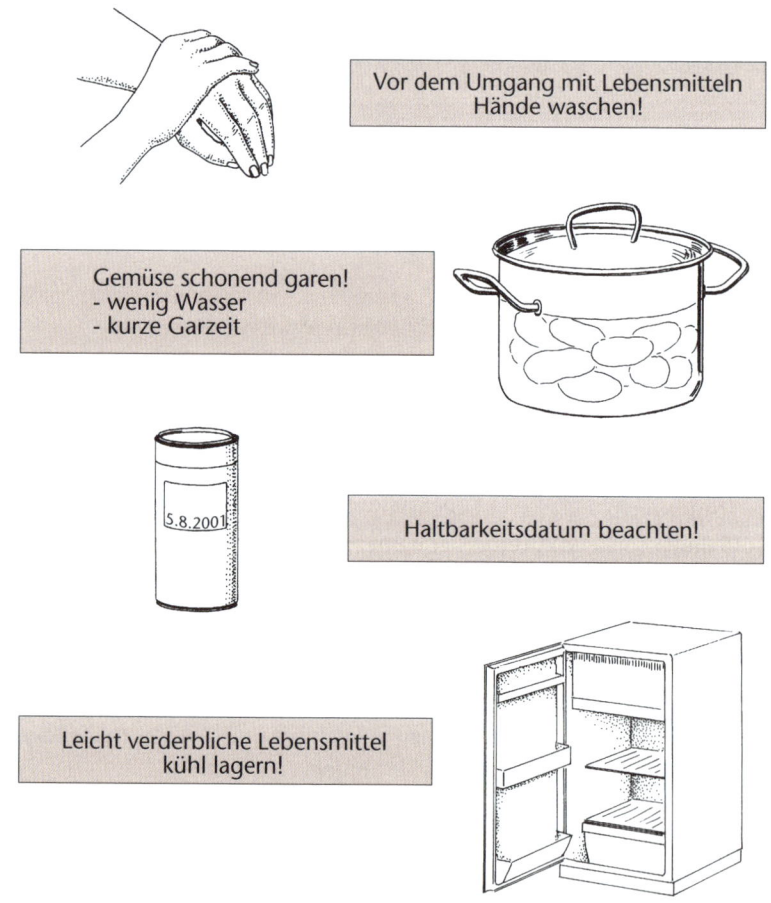

Vor dem Umgang mit Lebensmitteln Hände waschen!

Gemüse schonend garen!
- wenig Wasser
- kurze Garzeit

5.8.2001

Haltbarkeitsdatum beachten!

Leicht verderbliche Lebensmittel kühl lagern!

Abb. 6.1: **Umgang mit Lebensmitteln**

1. Damit Lebensmittel nicht verderben, gelten folgende Regeln:

Lagerung
- Lebensmittel richtig lagern, empfindliche Lebensmittel kühlen!
- Eier sofort kühlen!
- Mindesthaltbarkeitsdatum beachten!
- Geöffnete Lebensmittel – auch H-Milch – schnell verbrauchen!
- Kühlkette nicht unterbrechen!

Zubereitung
- Wer Lebensmittel zubereitet, muss sich vorher die Hände waschen und darf keine offenen Wunden (Staphylokokken) haben!
- Gemüse und Obst müssen getrennt von verzehrfertigen Lebensmitteln gewaschen werden!
- Beim Umgang mit Geflügel auf besondere Hygiene achten: Geschirr, Handtücher und Hände müssen nach Kontakt mit rohem Geflügel gereinigt werden!
- Fleisch – besonders Geflügel – und Eier gut durchgaren, damit Salmonelleninfektionen verhindert werden!
- Spinatgerichte nicht mehr aufwärmen (Nitrosaminbildung)! Vitamin C reduziert die Nitrosaminbildung!
- Reste möglichst vermeiden, ansonsten rasch, z.B. im Wasserbad herunterkühlen, kühl stellen und kalt oder aufgewärmt verzehren!

Sonstige Maßnahmen
- Menschen mit geschwächtem Immunsystem, Schwangere und Senioren sollten kein rohes Fleisch verzehren!
- Alle verschimmelten Lebensmittel wegwerfen! Nur bei voll gezuckerter Marmelade kann der Schimmel vorsichtig entfernt werden!
- Gefiltertes Wasser vor dem Genuss erhitzen!

2. Um die Schadstoffaufnahme zu reduzieren, gelten folgende Regeln:

Einkauf
- Obst und Gemüse der Saison einkaufen!
- Lebensmittel aus ökologischem Anbau bevorzugen!
- Erwachsene sollten pro Woche nicht mehr als 200 – 250 g Wildpilze verzehren!
- Innereien, insbesondere älterer Tiere, nur gelegentlich verzehren!
- Magere Hochseefische (Kabeljau, Seelachs) auswählen, Fische aus stark belasteten Flüssen (Elbaal) meiden!

Lagerung
- Nur Geschirr- und Verpackungsmaterialien verwenden, die für Lebensmittel geeignet sind!
- Inhalt von geöffneten Dosen sofort in geeignete Behälter umfüllen!

Zubereitung
- Obst und Gemüse gut waschen, schälen (Zitrusfrüchte) oder mit einem Tuch abreiben (Äpfel)!

Allgemeine Ernährungslehre

3. Um Nährwerte und Geschmack zu erhalten gelten folgende Regeln:

- Möglichst frische Ware verwenden!
- Gemüse erst waschen, dann zerkleinern!
- Erst kurz vor dem Verzehr zubereiten!
- Gemüse kurz bei geeigneter Temperatur garen!
- Wenig Garflüssigkeit benutzen und anschließend mitverwenden!

Testfragen: Umgang mit Lebensmitteln

1. Warum soll Gemüse nur kurze Zeit gegart werden?
2. Warum wird ein sparsamer Verzehr von Wildpilzen empfohlen?

7 Lebensmittelrecht

Lernziel
• Grundzüge des Lebensmittelrechts verstehen.

Das Lebensmittel- und Bedarfsgegenstände-Gesetz (LMBG) ist für die Belange der Lebensmittel und Bedarfsgegenstände in der Bundesrepublik Deutschland zuständig. Es besteht aus folgenden Teilbereichen:

1. Gesundheitsschutz

Nach den §§ 8, 24, 30 des LMBG ist es verboten, Lebensmittel, kosmetische Mittel und sonstige Bedarfsgegenstände, die geeignet sind, die menschliche Gesundheit zu schädigen, für andere herzustellen oder in den Verkehr zu bringen. Hier können Rechtsverordnungen eingreifen:

Beispiel 1: Die «Hühnereier-Verordnung» zum Schutz vor Salmonellen-Infektionen enthält:
  • Kühlhinweis (gibt an, ab welchem Datum die Eier gekühlt werden müssen)
  • Mindesthaltbarkeitsdatum
  • Regelungen für den Umgang mit Roheiern in der Großküche.

Beispiel 2: Die «Lebensmittelhygiene-Verordnung» regelt die hygienischen Anforderungen für das gewerbsmäßige Herstellen, Behandeln und Inverkehrbringen von Lebensmitteln. Sie gilt auch für die Gemeinschaftsverpflegung, z.B. in Krankenhäusern und Seniorenheimen. Hier muss ein betriebsbezogenes Hygienesicherungssystem eingeführt werden. Kritische Punkte werden erkannt und beherrscht (HACCP).

Beispiel 3: Die «Diät-Verordnung» legt fest, welche Lebensmittel als «diätetisch», «diätgeeignet», «Diät-», «Diätkost» usw. bezeichnet werden dürfen (☞ Abb. 7.1). Diese Lebensmittel müssen immer einem besonderen Ernährungszweck dienen. Sie werden für Menschen mit besonderen Ernährungsbedürfnissen, wie z.B. Diabetes mellitus, angeboten. Sie unterliegen einer besonderen Kennzeichnungspflicht. Aus der nachstehenden Liste müssen neben den Punkten 1 – 5, die für alle Lebensmittel gelten, zusätzlich die Punkte 6 – 8 angegeben werden.
  1. Verkehrsbezeichnung
  2. Mengenangabe
  3. Mindesthaltbarkeit
  4. Zutatenverzeichnis
  5. Name und Anschrift des Herstellers
  6. Besonderer Ernährungszweck
  7. Besondere qualitative und quantitative Zusammensetzung
  8. Angabe von Energie, Eiweiß, Fett und Kohlenhydraten.

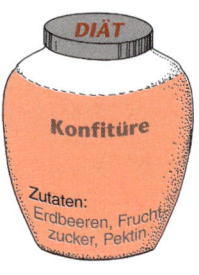

"Zur besonderen Ernährung bei Diabetes mellitus im Rahmen eines Diätplanes."

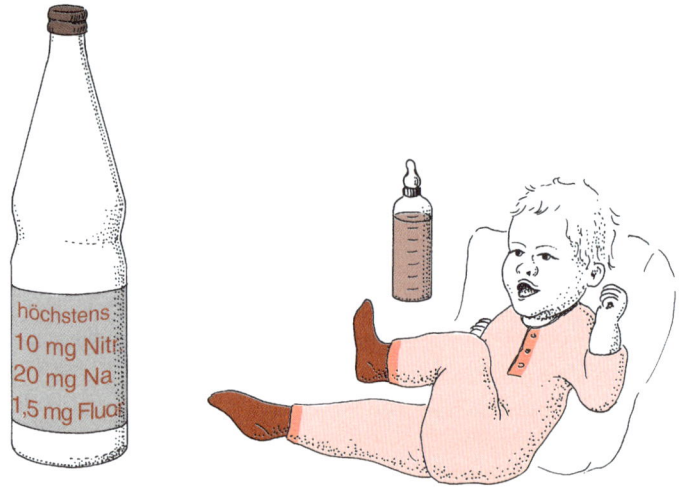

"Geeignet für die Zubereitung von Säuglingsnahrung."

Abb. 7.1: **Diätetische Lebensmittel**

Säuglings- und *Kleinkindernahrung* müssen nach der Diätverordnung besondere Vorschriften hinsichtlich Hygiene, Rückständen und Zusatzstoffen erfüllen. Mineralwasser, das die Aufschrift trägt «geeignet für die Zubereitung von Säuglingsnahrung» darf pro Liter höchstens 10 mg Nitrat, 0,02 mg Nitrit, 20 mg Natrium, 1,5 mg Fluorid und eine begrenzte Keimzahl aufweisen. Für Säuglings- und Kleinkindernahrung liegen die Grenzen pro Kilogramm verzehrsfertige Kost für Nitrat bei 250 mg und für Pflanzenschutz-, Schädlingsbekämpfungs- und Vorratsschutzmittel bei 0,01 mg.

Die §§ 2, 11, 12 regeln die Zusatzstoffe (☞ 5.4). § 14 regelt die Rückstände von Pflanzenschutz- und sonstigen Mitteln. § 15 regelt die Stoffe mit pharmakologischer Wirkung in oder auf tierischen Lebensmitteln.

2. Täuschungsschutz

3. Lebensmittelüberwachung

Das Lebensmittel- und Bedarfsgegenständegesetz regelt auch die Lebensmittelüberwachung; für die Durchführung sind die Länder zuständig. Die Überwachung soll den Verbraucher vor Täuschung, Irreführung und gesundheitlichen
Schäden schützen. Besonders kontrolliert werden Betriebe, die Lebensmittel
herstellen, verarbeiten und verkaufen. Möchte ein Verbraucher eine Ware bean-
standen, kann er sich an die zuständige Lebensmittelüberwachungsbehörde
wenden, z.B. das Ordnungsamt, die örtliche Polizeibehörde oder das Veteri-
näramt.

4. Lebensmittelstrafrecht

Durch den EU-Binnenmarkt gelten nationale Gesetze nur noch bedingt, denn
EU-Recht bricht nationales Recht. Das bedeutet, dass die Regelungen der EU
für alle Mitgliedstaaten verbindlich sind.

EU-Verordnung und -Richtlinie

Eine EU-Verordnung entspricht einem innerstaatlichen Gesetz. Sie hat allgemeine Geltung und ist verbindlich. Sie gilt sofort und unmittelbar in jedem EU-
Mitgliedstaat. Eine EU-Richtlinie ist hinsichtlich ihrer Ziele für alle Mitgliedstaaten verbindlich. Sie muss in nationales Recht umgesetzt werden. Die Grenz-
kontrollen für Lebensmittel aus EU-Mitgliedstaaten fallen weg.

Novel food

Im Rahmen des freien Warenverkehrs in der Europäischen Union werden «neuartige Lebensmittel», sog. Novel food durch die «Verordnung über neuartige
Lebensmittel und neuartige Lebensmittelzutaten» geregelt. Zu diesen Lebensmitteln zählen z.B. auch gentechnisch hergestellte Lebensmittel. Sofern nach-
weisbare Unterschiede zu gleichwertigen Lebensmitteln bestehen, sollten sie
streng kontrolliert werden. Gentechnisch produzierte Lebensmittel sollten für
den Verbraucher entsprechend gekennzeichnet werden, zurzeit gilt folgende
Regelung: Handelt es sich um ein Produkt mit verändertem Genmaterial, wie
z.B. die «Anti-Matsch-Tomate», so muss das gekennzeichnet werden. Stammt
das Lebensmittel von einem gentechnisch veränderten Organismus, enthält jedoch kein verändertes Genmaterial, besteht keine Kennzeichnungspflicht.

Gentechnik wird sehr kontrovers diskutiert. Bei der Produktion von Lebensmitteln stellt sich die Frage, ob der Einsatz von Gentechnik sinnvoll ist. Es besteht die Gefahr, dass die Artenvielfalt weiter reduziert wird. Mögliche gesundheitliche Risiken ergeben sich für Allergiker. Außerdem kann eine Resistenz
gegenüber Pflanzenschutzmittel bei Nutzpflanzen zu einem erhöhten Einsatz
dieser Gifte führen und damit auch das Grundwasser gefährden.

Functional food

Unter Functional food (Funktionelle Lebensmittel) werden Lebensmittel verstanden, die eine besondere gesundheitliche Funktion erfüllen. Die Lebensmittelindustrie versucht durch spezielle Zusätze den Gesundheitsnutzen zu erhöhen.
Bisher existieren hierfür keine rechtlichen Vorschriften. So werden Milchpro-

dukte mit speziellen Kulturen hergestellt, die für die Darmflora besonders günstig sein sollen, sie werden als «probiotisch» bezeichnet. Ballaststoffe sollen das Wachstum der Darmbakterien anregen, das wird dann «prebiotisch» genannt. Ob diese Produkte besser sind als andere Sauermilchprodukte ist nicht geklärt. Ebenfalls als Funktionelles Lebensmittel lässt sich Margarine mit zugesetzten Pflanzensterinen einstufen. Diese Sterine können den Cholesterinspiegel senken. Jedoch nützen sie nur, wenn die gesamte Ernährung cholesterinarm gestaltet wird. Die Hinweise auf der Verpackung erinnern eher an Arzneimittel als an Lebensmittel.

Testfragen: Lebensmittelrecht

1. Vor welchen Beeinträchtigungen versucht das LMBG zu schützen?
2. Kann der Verbraucher erkennen, wenn ein Lebensmittel gentechnisch verändert wurde?

Diätetik

Lernziel
* Prinzipien der Diätetik verstehen und dadurch richtig einsetzen.

Der Begriff Diätetik umfasste ursprünglich alle Elemente einer ausgewogenen Lebensweise, die ein langes, zufriedenes Leben garantieren. Heute wird mit Diätetik eine Ernährungsweise bezeichnet, die entweder Krankheiten lindert oder einen geänderten Bedarf bzw. Fehlfunktionen ausgleicht. Die spezielle Kost für Schwangere, Stillende, Säuglinge und Senioren gehört mit zur Diätetik, da die Ernährung einem besonderen Bedarf angepasst wird.

Wichtige Prinzipien der Diätetik sind:
1. Grundlage bildet eine bedarfsgerechte Ernährung.
2. Organe werden nicht unnötig ruhiggestellt.
3. Nur Ernährungsumstellungen, die wissenschaftlich begründet sind, werden vorgenommen.
4. Bei mehreren Erkrankungen werden alle diätetisch berücksichtigt. Eventuell sind Schwerpunkte festzulegen.
5. Die Diät muss den Patienten erreichen: Er soll sie verstehen und akzeptieren.
6. Das Essen soll schmecken, denn Genuss ist ein wichtiger Teil im Heilungsprozess. Dazu wird auf individuelle Vorlieben des Patienten eingegangen.

8 Ernährung in verschiedenen Lebensphasen

8.1 Ernährung in Schwangerschaft und Stillzeit

Lernziel

* Erfassen, wie die Ernährung für Schwangere und Stillende beschaffen sein sollte, damit gesundheitliche Risiken für Mutter und Kind ausgeschlossen werden.

In der Schwangerschaft und Stillzeit wird die Ernährung den körperlichen Veränderungen der Frau und dem Bedarf des Ungeborenen bzw. des Säuglings angepasst. Die Empfehlungen für die Zufuhr von Vitaminen und Mineralstoffen steigen in dieser Zeit an. Vorsicht ist bei größeren Mengen Vitamin A (☞ 3.1.1) geboten, das besonders in den ersten Monaten der Schwangerschaft den Embryo schädigen kann. Folsäure (☞ 3.1.9) wird bereits in der Zeit vor der Schwangerschaft empfohlen, um einem Neuralrohrdefekt beim Ungeborenen zu verhindern.

Merke

* Schwangere sollten keine Leber verzehren, die erhöhte Mengen an Vitamin A enthalten kann!
* Hochdosierte Multivitaminpräparate müssen gemieden werden!

Energie- und Flüssigkeitsbedarf: Der Energiebedarf erhöht sich während der gesamten Schwangerschaft um 71 700 kcal. Das entspricht einer täglichen Zulage von etwa 255 kcal/Tag, wenn vorher ausreichend gegessen wurde. Übergewichtigen werden geringere Gewichtszunahmen empfohlen, Untergewichtigen dagegen höhere. Frauen, die mit der Schwangerschaft das Rauchen aufgeben, nehmen meist etwas mehr zu. Stetige Gewichtszunahmen von 9 – 18 kg gelten als normal. Der zusätzliche Energiebedarf für Stillende wird in den ersten 4 Monaten nach der Geburt mit 640 kcal pro Tag veranschlagt, in den folgenden Monaten sinkt er bei vollem Stillen auf 530 kcal und bei teilweisem Stillen auf 290 kcal. Während dieser Zeit sollte möglichst nicht abgenommen werden, da sonst aus den Fettdepots vermehrt Schadstoffe, z.B. chlorierte Kohlenwasserstoffe, in die Milch gelangen (☞ 5.3). Der Flüssigkeitsbedarf in der Schwangerschaft ist nur leicht erhöht. Dagegen benötigt der Körper in der Stillzeit wesentlich mehr Wasser, um die Verluste über die Muttermilch auszugleichen.

Verdauungs- und Stoffwechselprobleme:

- Morgendliche Übelkeit lässt sich bessern, wenn bereits im Bett ein Imbiss eingenommen wird. Kleine, leichtverdauliche Mahlzeiten beruhigen den Magen. Frauen, die sich häufig erbrechen, sollen reichlich trinken und möglicherweise Nährstoffe ersetzen.
- Sodbrennen tritt häufig im letzten Drittel der Schwangerschaft auf und bessert sich z.B. durch Haferflocken. Die Betroffene sollte sich nicht direkt nach dem Essen hinlegen, da sonst der Rückfluss von Speisebrei aus dem Magen gefördert wird.
- Verstopfung kann durch die hormonelle Veränderung und die eingeschränkte Beweglichkeit verursacht werden. Eine Kost, reich an Ballaststoffen in Verbindung mit Flüssigkeit, reguliert die Darmtätigkeit.
- In der Schwangerschaft entsteht gelegentlich ein Diabetes mellitus, hervorgerufen durch die hormonelle Situation. Dann sollte Zucker und entsprechende Lebensmittel gemieden werden.
- Zumeist im letzten Drittel der Schwangerschaft kann eine EPH – Gestose auftreten. E (edema) steht für Ödeme, P (proteinurie) für Eiweißverlust über den Urin und H (hypertension) für Bluthochdruck. Diese Situation ist für Mutter und Kind gefährlich und muss medizinisch betreut werden. Aktuelle Studien zeigen einen positiven Einfluss von Magnesium. Ansonsten wird eine vollwertige Kost empfohlen mit normaler Flüssigkeitszufuhr.

Lebensmittelinfektionen: In der Schwangerschaft muss auf eine hygienisch einwandfreie Kost geachtet werden, damit folgende Infektionen vermieden werden:

- *Listerien* sind weit verbreitete Erreger bei Mensch und Tier. Eine Infektion mit Listeria monocytogenes kann beim Ungeborenen zu schweren Organstörungen mit Früh- und Totgeburten führen. Als Infektionsquellen sind Weichkäse mit Rotschmiere oder Gelbschmiere (Romadur, Limburger, Harzer), Rohmilchkäse bzw. Schimmelkäse (Weißschimmel und Blauschimmel) sowie rohes Fleisch bekannt. Da sich die Erreger besonders auf der Rinde befinden, sollte sie großzügig abgeschnitten werden. Sicherer ist es, wenn Schwangere auf pasteurisierte Frischkäse, Hartkäse oder Schnittkäse ausweichen.
- Infiziert sich eine Schwangere erstmalig mit dem Erreger *Toxoplasma gondii,* so kann es zu einer Fehlgeburt oder beim Ungeborenen zu schweren Entwicklungsstörungen (Krampfanfälle, Erblinden etc.) kommen. Über einen Antikörper-Test lässt sich feststellen, ob die Frau bereits eine Infektion durchgemacht hat. Besteht bei der Schwangeren kein Immunschutz, so muss während der Schwangerschaft eine Erstinfektion ausgeschlossen werden. Daher sollte kein rohes Fleisch verzehrt werden und hygienisch gearbeitet (Katzenklo) werden, damit die Erreger nicht auf andere Lebensmittel übergehen.

━ Merke ━━━

- In der Schwangerschaft können Infektionen mit Listerien und Toxoplasmose-Erregern Fehlgeburten und schwere Schäden beim Ungeborenen auslösen.

Diätetik

Genussmittel: Kaffee kann in der Schwangerschaft mäßig getrunken werden. In der Stillzeit sollte die junge Mutter jedoch recht zurückhaltend koffeinhaltige Getränke zu sich nehmen, da Koffein in die Milch übergeht. Alkoholische Getränke können bereits in geringen Dosen das ungeborene Kind schädigen. Insbesondere in den frühen Entwicklungsstadien reagiert das Gehirn sehr empfindlich auf Alkohol. Die Kinder leiden später unter Hirnleistungs- oder Verhaltensstörungen, wie Hyperaktivität. Auch während der Stillzeit sind alkoholische Getränke zu meiden, denn sie gehen in die Muttermilch über. Ebenso sollte nicht geraucht werden, denn Nikotin und andere Giftstoffe im Tabak stören die embryonale und fetale Entwicklung. Säuglinge reagieren auf Rauch sehr sensibel. So entwickeln Kinder, in deren Umgebung geraucht wird, eher Allergien und Atemwegserkrankungen.

> **Merke**
>
> • Vorsicht bei Genussmitteln, denn sie gelangen über den Blutkreislauf zum Ungeborenen oder über die Muttermilch zum Kind und können es erheblich schädigen.

8.2 Ernährung im Wachstum

Lernziele

• Ernährungssituation von Kindern und Jugendlichen einschätzen können.

• Unterschiedliche Arten der Säuglingsernährung kennen lernen und die geeignete Form der Situation entsprechend auswählen.

Fehlernährung/Mangelernährung

Nach Einschätzung des Forschungsinstitutes für Kinderernährung in Dortmund essen Kinder und Jugendliche in der Bundesrepublik Deutschland zu viel Fett (vor allem gesättigte Fettsäuren), Cholesterin, tierisches Eiweiß und Zucker; dafür zu wenig Stärke und Ballaststoffe. In den Industriestaaten gilt *Übergewicht* bei Kindern und Jugendlichen als die häufigste Folge der Fehlernährung. Hoher Fernsehkonsum mit entsprechender Werbung für Lebensmittel sowie mangelnde Bewegung wirken hier verstärkend. Laut Ernährungsbericht 2000 wissen die Kinder und Jugendlichen recht gut, welche Lebensmittel als gesund gelten.

Nach dem Jahresbericht 1997 des Kinderhilfswerks der Vereinten Nationen (Unicef) sterben pro Jahr 6 Millionen Kinder unter fünf Jahren an den Folgen einer Mangelernährung. Etwa 200 Millionen Kinder leiden an chronischer Unterversorgung mit Vitaminen, Eiweiß und Eisen. Die Kinder sind in ihrer geistigen und körperlichen Entwicklung beeinträchtigt. Diese schweren Versorgungsmängel treten besonders in Entwicklungsländern auf. Hier spielt der Wassermangel sowohl für die Hygiene als auch für den Anbau von Nahrungsmitteln eine große Rolle. Allerdings sind auch zunehmend Menschen in Industriestaaten von Nährstoffdefiziten betroffen. In den Vereinigten Staaten erhalten etwa 13 Millionen Kinder unter zwölf Jahren nicht immer ausreichend zu essen. Auch in der Bundesrepublik Deutschland gibt es Hinweise darauf, dass Kinder, deren Eltern kein ausreichendes Einkommen erhalten, nicht nur fehl- sondern auch mangelernährt sind.

Ernährung des Säuglings

Muttermilch: Die Muttermilch eignet sich besonders gut als Lebensmittel und Getränk direkt nach der Geburt und in den ersten Lebensmonaten. Normalerweise reicht sie aus, auch wenn der Säugling nach der Geburt etwas an Gewicht verliert. Muttermilch enthält alle wichtigen Elemente, die der Säugling benötigt und schützt den Säugling durch Immunglobuline vor Infektionen. Gestillte Säuglinge erkranken daher seltener an Infektionskrankheiten, z.B. infektiösen Durchfällen, als Flaschenkinder. Das Eiweiß wird in der Regel gut vertragen, so dass Allergien (☞ 9.14) selten auftreten. Das Trinken an der Brust wirkt positiv auf die Gebissentwicklung, außerdem entwickeln gestillte Kinder später seltener Übergewicht. Neben den genannten Vorteilen gilt Stillen als eine praktische, hygienische und preiswerte Ernährung. Der Säugling kann die ersten 4 – 6 Monate voll gestillt werden. Dann sollte Beikost den Speiseplan erweitern. Ein Kind wird ausreichend versorgt, wenn es im ersten halben Jahr wöchentlich etwa 150 bis 200 g, im zweiten Halbjahr wöchentlich etwa 100 g an Gewicht zunimmt.

Tab. 8.1: **Zusammensetzung von Muttermilch und Säuglingsanfangsnahrung**

Menge 100 g	Muttermilch	Säuglingsanfangsnahrung
Energie (kcal)	ca. 71	60 – 75
Eiweiß (g)	ca. 1,13	1,3 – 2,1
Kohlenhydrate (g)	ca. 7	5 – 10
Lactose (g)	ca. 7	2,5
Fett (g)	ca. 4	3,1 – 4,6

Säuglingsanfangsnahrung: Wird nicht gestillt, empfiehlt sich industriell hergestellte Säuglingsnahrung. Sie ist auf den Bedarf der Kinder abgestimmt. Die Säuglingsanfangsnahrung entspricht dem Bedarf eines 4 – 6 Monate alten Säuglings und eignet sich auch für die folgenden Monate bis zum 1. Lebensjahr. Als Eiweißquelle dient Kuhmilch oder auch Soja. Wurde ausschließlich Kuhmilcheiweiß verwendet, so taucht das Wort Milch im Namen auf. Für die ersten Lebensmonate eignet sich eine dünnflüssige Milch, die als Kohlenhydrat ausschließlich Milchzucker (Lactose) enthält, sie wird durch ein **PRE** im Namen gekennzeichnet. Die Ziffer **1** steht für eine dickflüssige Anfangsnahrung, die zusätzlich Stärke enthält. Für allergiegefährdete Säuglinge wurden **HA**-Nahrungen mit speziell verändertem Eiweiß entwickelt, sie sollen weniger allergen wirken. Folgenahrung ist nicht notwendig, sie darf erst ab dem 5. Monat gegeben werden und trägt die Ziffer **2**.

Trinkwasser: Das Trinkwasser für die Säuglingsnahrung muss frei von Krankheitserregern sein und darf nicht mehr als 50 mg Nitrat pro Liter enthalten. Das Wasser muss abgekocht werden. Wasserfilter sind ungeeignet für die Zubereitung von Säuglingsnahrung, da sich hier leicht Keime bilden. Erfüllt das Leitungswasser nicht diesen Standard, so sollte Mineralwasser mit der Bezeichnung «geeignet für die Zubereitung von Säuglingsnahrung» verwendet werden (☞ 7). Trinkwasser eignet sich auch als Getränk für Säuglinge und Kleinkinder. Die Getränke sollten weder Zucker noch Honig enthalten: 1. damit sich die Kinder nicht so früh an Süßes gewöhnen, 2. die Zähne geschützt werden und 3. Infektionen mit Clostridium botulinum über Honig ausgeschlossen werden.

Beikost: Im 5. bis 7. Monat wird das Nahrungsangebot durch den ersten Brei erweitert. In diesem Alter erlernen die Säuglinge leicht den Umgang mit dem Löffel. Zunächst eignet sich reines Karottenmus, das entweder aus Gläschen stammt oder selbst zubereitet wird. Gerade am Anfang können Gläschen mit Gemüse hilfreich sein, sie dürfen nur geringe Mengen an Nitrat bzw. Nitrit enthalten. Dann wird der Brei durch Kartoffeln, etwas Pflanzenfett und kleine Fleischportionen erweitert. Die Mohrrüben können auch durch Blumenkohl, Broccoli oder Fenchel ersetzt werden. Ein Vollmilch-Getreide-Brei löst eine weitere Milchmahlzeit ab. Dieser Brei wird aus Vollkorngetreide, wie z.B. Haferflocken, Vollmilch und etwas Orangensaft zubereitet. Der nächste Brei besteht aus Getreide und Obst und enthält keine Milch. Als vierte Mahlzeit wird dann weiter Milch gefüttert, entweder als Muttermilch, Säuglingsnahrung oder verdünnter pasteurisierter Kuhmilch mit 3,5 % Fett. Die Beikost soll ohne Salz, Zucker bzw. Honig hergestellt werden, so bleibt der natürliche Geschmackssinn der Säuglinge erhalten.

Zum Ende des ersten Lebensjahres erlernt das Kind, wie es aus der Tasse oder dem Glas trinken kann, die Flasche wird überflüssig. Erhalten die Kinder weiterhin die Flasche mit gesüßtem Tee oder Fruchtsaft, führt das zu Zahnschäden. Das Kleinkind nimmt jetzt langsam am Familienessen teil. Die ersten Zähne werden trainiert und die Breie durch belegte Brote, Gemüsegerichte und Obst ersetzt.

8.3 Ernährung und Zahngesundheit

Gesunde, funktionstüchtige Zähne bilden die Grundlage für eine gute Verdauung und anschließende Aufnahme der Nährstoffe. Daher spielen sie bis ins Seniorenalter hinein eine wichtige Rolle.

Karies ist eine vermeidbare Erkrankung, die schon bei Säuglingen und Kleinkindern – besonders bei unsachgemäßer Verwendung der Saugflasche – beginnt. Diese Zahnerkrankung entsteht, wenn die Zähne häufig von isolierten

Kohlenhydraten (Zucker) umgeben sind und anschließend nicht gereinigt werden (☞ Abb. 8.1). Mikroorganismen, insbesondere Streptococcus mutans, bauen diese Zucker zu Säuren um, die dann wiederum die Zähne angreifen. Dieser Vorgang der Demineralisation, bei dem Mineralien aus dem Zahnschmelz gelöst werden, wird als Karies bezeichnet. Stark saure Lebensmittel, z.B. Zitronen, können die Zähne bei reichlichem Genuss ebenfalls schädigen. Hier greift die Säure direkt den Zahnschmelz (Erosionen) an.

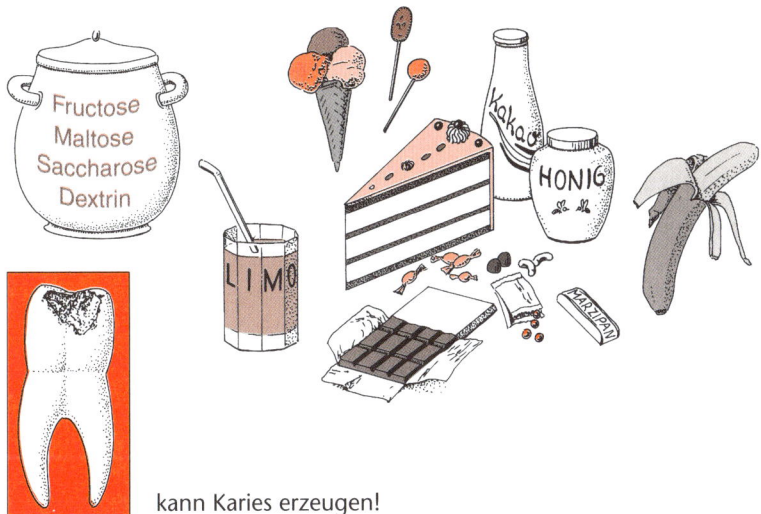

kann Karies erzeugen!

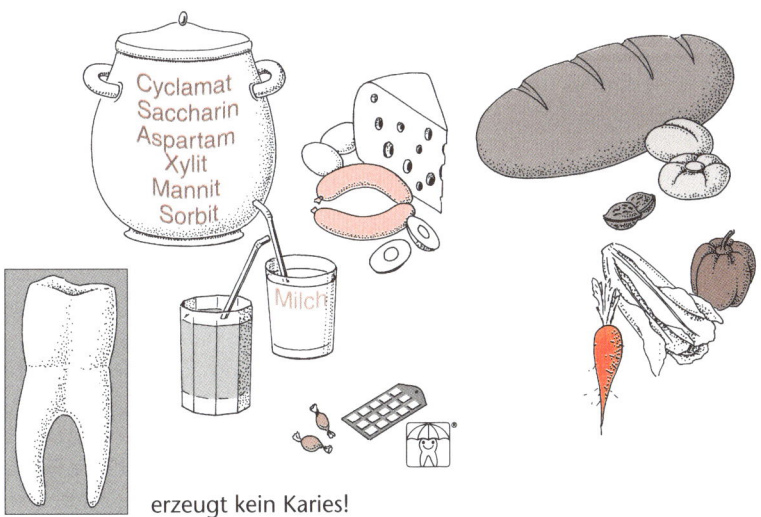

erzeugt kein Karies!

Abb. 8.1: **Lebensmittel und Zahngesundheit**

Welche Lebensmittel erzeugen Karies?

Alle Lebensmittel mit kurzkettigen Kohlenhydraten erzeugen Karies, egal ob diese natürlicherweise im Lebensmittel enthalten oder zugesetzt sind, wie Süßigkeiten, Kuchen, süße Brotaufstriche, Honig, Trockenfrüchte, Limonaden und Fruchtsäfte. Werden stärkereiche Lebensmittel sehr lange erhitzt, können dabei Spaltprodukte entstehen, die ebenfalls Karies verursachen. So gelten inzwischen auch die herzhaft schmeckenden Chips als kariogen.

Welche Lebensmittel sind besser für die Zähne?

Günstig für die Zähne sind Lebensmittel mit langkettigen Kohlenhydraten und Ballaststoffen, wie Vollkornbrot, Hülsenfrüchte und Gemüse, die das Kauen anregen. Nicht kariogen wirken Eiweiß und Fett, wie sie im Käse und Nüssen anzutreffen sind. Käse remineralisiert sogar die Zähne und eignet sich daher besonders gut fürs Pausenbrot. Reines Trinkwasser löscht nicht nur den Durst, sondern dient auch zum Ausspülen des Mundes nach säurereicher Kost.

Ist Kaugummi gut für die Zähne?

Wird Kaugummi gekaut, so steigt die Speichelproduktion. Das ist günstig für die Zähne, weil die Säure neutralisiert wird. Allerdings ersetzt der Kaugummi nicht die Zahnbürste.

Was bedeutet «Zahnfreundlich»?

Die Begriffe «zahnfreundlich» oder «zahnschonend» sind geschützt und man erkennt sie auch an der Abbildung «Zahnmännchen mit Schirm». Süßigkeiten, die diese Bezeichnung tragen dürfen, sind getestet worden. Der pH-Wert im Zahnbereich darf innerhalb einer halben Stunde nach Verzehr nicht unter 5,7 absinken. Süßstoffe sowie einige Zuckeraustauschstoffe (Xylit, Mannit etc.) gelten als nicht kariogen, sie sind in Tabelle 1.2 aufgeführt. Wer unter mangelnder Speichelproduktion leidet, sollte lieber auf zahnfreundliche Erfrischungsbonbons zurückgreifen.

Merke

- Werden die Zähne regelmäßig nach den Mahlzeiten geputzt, hat Karies keine Chance.

8.4 Ernährung des älteren Menschen

Lernziel

- Erkennen, wie die Ernährung für ältere Menschen beschaffen sein muss.

Im Laufe des Lebens verändert sich der Körper. Im Seniorenalter lassen bestimmte Funktionen nach und der Geschmack ändert sich. So wird Salz weniger stark, Saures sowie Bitteres intensiver wahrgenommen. Durst wird vermindert gespürt. Viele Senioren können nicht mehr richtig kauen, da Zähne fehlen bzw. der Zahnersatz Probleme bereitet. Der gesamte Verdauungstrakt ist häufig beeinträchtigt und die Nährstoffe werden nicht mehr so gut aufgenommen. Etwa 70 % der Senioren haben Divertikel, sackförmige Ausstülpungen der Dickdarmschleimhaut, die sich leicht entzünden (Divertikulitis). Stoffwechsel und Hormonsystem ändern sich mit fortschreitendem Lebensalter. Außerdem verschlechtert sich die Immunität, Senioren sind anfälliger für alle Infektionen, weshalb das Essen frei von Krankheitserregern sein muss.

In der Bundesrepublik Deutschland treten folgende **ernährungsbedingte Erkrankungen** bevorzugt im Seniorenalter auf:

* Übergewicht
* Bluthochdruck
* Herz- und Kreislauferkrankungen
* Diabetes mellitus Typ II
* Gicht
* Verstopfung
* Divertikulitis
* Osteoporose
* Untergewicht.

Angepasste Ernährung

Diese gesundheitlichen Veränderungen lassen sich durch eine bedarfsgerechte Ernährung vermeiden. Dabei ist Folgendes zu beachten: Grundlage einer Seniorenkost ist die bereits beschriebene vollwertige Ernährung (☞ 1). Allerdings verringert sich der Energiebedarf, da das Leben ruhiger verläuft.

Beispiel: Ein 20-jähriger, sportlicher Mann verbrennt etwa 3 600 kcal pro Tag.
Ein 68-jähriger Mann verbrennt etwa 1 600 kcal pro Rentnertag.

Vitamine und Mineralstoffe müssen jedoch in gleicher Höhe zugeführt werden. Deshalb sollten die Lebensmittel aus dem Ernährungskreis sehr bewusst ausgewählt werden:

Zu bevorzugen sind:
* Vollkornprodukte, fein vermahlen sind sie bekömmlich
* Gemüse, gedünstet und roh
* Kartoffeln, als Pell- oder Salzkartoffeln oder Kartoffelbrei
* Hülsenfrüchte, insbesondere Erbsen, Linsen und grüne Bohnen
* Frisches Obst
* Fettarme, mild gesäuerte Milchprodukte
* Fisch
* Energiearme Getränke.

Wenig:
* Fett, insbesondere tierisches
* Wurst und Fleisch
* Feinmehlerzeugnisse
* Süßigkeiten
* Salz
* Alkohol.

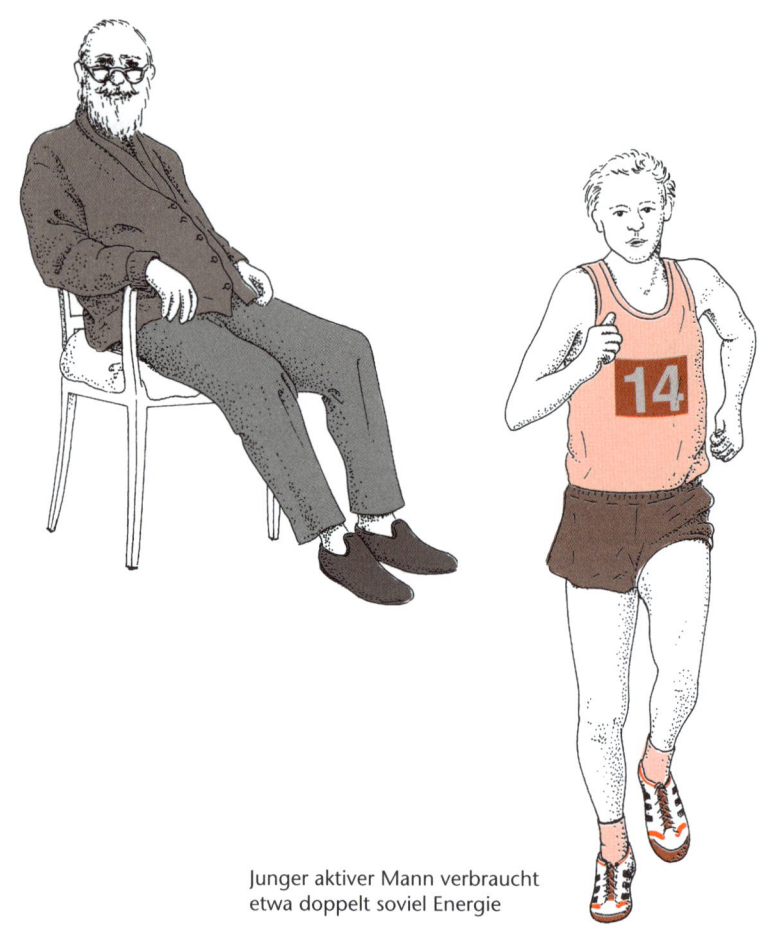

Junger aktiver Mann verbraucht
etwa doppelt soviel Energie

Abb. 8.2: **Energieverbrauch in Abhängigkeit vom Lebensabschnitt**

Ernährungssituation

Im Ernährungsbericht 2000 beschreibt eine Studie die Ernährungssituation von Senioren, die über 65 Jahre alt waren und in Privathaushalten lebten. Die Senioren zeigten überwiegend einen guten körperlichen Gesundheitszustand und konnten für sich selber sorgen. Die jüngeren unter ihnen waren eher übergewichtig. Ähnlich wie Erwachsene mittleren Alters verzehrten die Senioren mehr Fleisch und Wurst als empfohlen, dafür stand seltener Fisch auf dem Tisch. Insgesamt wurde zuviel Fett und Eiweiß sowie zu wenig Kohlenhydrate und Ballaststoffe aufgenommen. Etwas mehr fettarme Milchprodukte und grünes Gemüse könnten die Lücken in der Calcium- bzw. Folsäureversorgung schließen.

Die Ernährungssituation kranker Senioren stand im Blickpunkt des Ernährungsberichtes von 1996. Danach leiden gerade hoch betagte geriatrische Patienten häufiger an einer Unter- oder Mangelernährung als gesunde jüngere sowie gleichaltrige Senioren. Nach der Bethanien-Ernährungsstudie waren fast ein Viertel der Patienten über 75 Jahre bei der Aufnahme in das Krankenhaus unterernährt. 20 % der Patienten zeigten verringerte Eiweißwerte (Albumin) im Blutserum. Die Blutwerte für Vitamine (vor allem Vitamin A und C) lagen bei den meisten Patienten unter der gewünschten Konzentration.

Der schlechte Ernährungszustand hat folgende Auswirkungen:
- Die Patienten sind geschwächt und stürzen häufiger.
- Die Abwehrreaktion gegen Krankheitserreger nimmt mit zunehmendem Alter ab und wird zusätzlich durch eine Unterversorgung an Nährstoffen verschlechtert.
- Die Wundheilung ist verzögert, bei untergewichtigen Patienten erhöht sich das Dekubitusrisiko.

Insgesamt wirkt sich die Mangelernährung negativ auf die Lebenserwartung aus.

Situation im Krankenhaus

Im Krankenhaus hemmen wechselndes Pflegepersonal, ungewohnte Essenszeiten, ungewohnte Speisen, Medikamenteneinnahmen sowie psychische Belastungen den Appetit. Je nach Erkrankung erschweren Müdigkeit, Erschöpfung und Desinteresse oder gar Essensverweigerung bei Demenz die Nahrungsaufnahme. Körperliche Behinderungen, wie Sehstörungen, eingeschränkte Beweglichkeit und Schluckschwierigkeiten verschlechtern zusätzlich die Versorgungslage.

Essensangebote, die hinsichtlich Geruch, Geschmack und Optik für den Patienten wenig attraktiv sind und dazu noch wenig Nährstoffe enthalten, fördern die Versorgungslücken. Häufig kommt in Krankenhäusern die Ernährung zu kurz. Gerade auf diesen Bereich haben Pflegende einen entscheidenden Einfluss: Hilfe leisten beim Essen, Zureden, nach Appetit und Wunsch des Patienten richten sind u.a. positive Einflussmöglichkeiten.

Situation in der häuslichen Pflege

Engagierte Pflegepersonen in der häuslichen Pflege berichten, dass sie häufig Zeitprobleme bekommen, wenn sie den Senioren eine vollwertige Kost zubereiten. Sind Senioren körperlich dazu in der Lage, helfen sie gerne bei der Zubereitung mit. Es wäre zu wünschen, dass die Ernährung als wichtige Grundlage für die Gesundheit und das allgemeine Wohlbefinden anerkannt wird und einen entsprechenden Stellenwert erhält.

Merke
- Im Alter lässt der Bedarf an Energie nach, während der Bedarf an Vitaminen und Mineralstoffen jedoch gleich bleibt.

Diätetik

Testfragen: Ernährung in verschiedenen Lebensphasen

1. Wieso wird in der Schwangerschaft eine nährstoffreiche, aber energiearme Ernährung empfohlen?

2. Weshalb benötigt eine Stillende reichlich Flüssigkeit?

3. In älteren Büchern wurde Leber als Eisenlieferant für Schwangere empfohlen. Warum ist das nicht mehr aktuell?

4. Wie schätzen Sie den Genuss von alkoholischen Getränken während der Schwangerschaft ein?

5. In welchem Alter wird die Beikost in die Säuglingsernährung eingeführt?

6. Erzeugt Honig auch Karies?

7. Nennen Sie bitte eine geeignete Pausenverpflegung, wenn es unmöglich ist, nach dem Essen die Zähne zu putzen.

8. Warum verwenden ältere Menschen häufig mehr Salz als junge?

9. Wieso ist es besonders bei älteren Menschen wichtig, ihnen häufig Getränke anzubieten?

9 Ernährung des kranken Menschen

Lernziele

- Zusammenhang zwischen Ernährung, Gesundheit und Erkrankung erkennen.
- Geeignete Ernährungsempfehlungen kennen lernen und anwenden können.

9.1 Ernährungsbedingte Erkrankungen

Wie eine bedarfsgerechte Ernährung zusammengestellt wird, wurde bereits in der allgemeinen Ernährungslehre (☞ 1) aufgezeigt. Weicht die tägliche Ernährung wesentlich von den Empfehlungen ab und kommen individuelle Veranlagungen hinzu, so können Krankheiten entstehen. Sie gelten dann als ernährungsbedingte Erkrankungen. Studien an unterschiedlichen Bevölkerungsgruppen (Epidemiologie), Versuchsreihen an Mensch und Tier, Erklärungsmodelle und vorbeugendes Verhalten (Prävention) belegen, welchen Einfluss Essen und Trinken auf die Gesundheit haben.

Errnährungsbedingte Erkrankungen:

1. Mangelerkrankungen:
   - Struma (Kropf) bei Mangel an Jod
   - Anämien bei Mangel an Eisen, Vitamin B_{12} oder Folsäure
   - Osteoporose bei Mangel an Calcium.

2. Stoffwechselstörungen durch Überernährung:
   - Adipositas
   - Hypertonie
   - Herz- und Kreislauferkrankungen
   - Diabetes mellitus Typ II
   - Gicht.

3. Erkrankungen einzelner Organe durch Über- oder Fehlernährung:
   - Karies durch Zucker
   - Gallensteine durch zu viel tierisches Fett und Cholesterin
   - Bauchspeicheldrüsen- und Lebererkrankungen durch Alkohol
   - Darmträgheit durch Mangel an Ballaststoffen
   - Divertikulose und Divertikulitis durch Mangel an Ballaststoffen
   - Harnsäuresteine durch zuviel Purine und Alkohol
   - Gelenkerkrankungen durch zu hohes Körpergewicht.

Diese Krankheiten verursachen nicht nur hohe Kosten im Gesundheitswesen, sondern auch viel Leid bei den Patienten. Daher ist die Prävention wünschenswert.

Diätetik

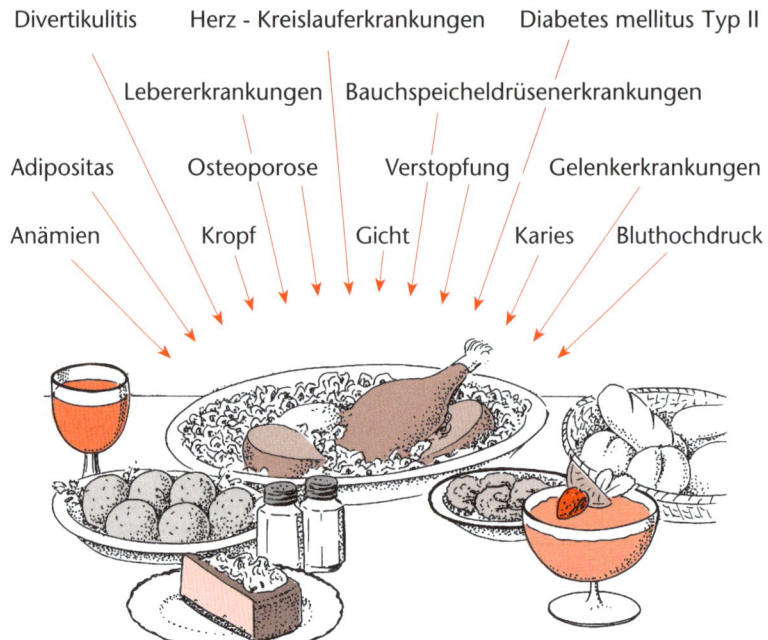

Divertikulitis   Herz - Kreislauferkrankungen   Diabetes mellitus Typ II

Lebererkrankungen   Bauchspeicheldrüsenerkrankungen

Adipositas   Osteoporose   Verstopfung   Gelenkerkrankungen

Anämien   Kropf   Gicht   Karies   Bluthochdruck

Abb. 9.1: **Ernährung und Krankheit**

Testfragen: Ernährungsbedingte Erkrankungen

1. Wann können ernährungsbedingte Erkrankungen entstehen?
2. Gehört die angeborene Stoffwechselerkrankung Zöliakie zu den ernährungsbedingten Erkrankungen?

9.2 Tumorerkrankungen

Das Thema bösartige Tumore und Ernährung gliedert sich in zwei Problembereiche auf: Unter dem Aspekt Vorbeugung wird diskutiert, welche Ernährungsfaktoren nach heutigem Kenntnisstand einen Einfluss auf die Entstehung und das Wachstum von Tumoren haben. Das Kapitel Ernährung bei Tumorerkrankungen gibt Hinweise, welche Ernährungsmaßnahmen bei eingetretener Erkrankung helfen können.

9.2.1 Vorbeugung

Der Einfluss der Ernährung – neben anderen Umweltfaktoren – auf die Entstehung von bösartigen Tumoren ist heute unbestritten. Als fördernde Faktoren

(Promotor) gelten: fett- und salzreiche sowie ballaststoffarme Kost und alkoholische Getränke. Dagegen schützen Gemüse, Obst, Vollkornprodukte und Hülsenfrüchte vor bösartigen Veränderungen. Einige Stoffe in Lebensmitteln erzeugen oder fördern nachweislich Tumore:
- Aflatoxine: Gifte von Schimmelpilzen
- Nitrosamine: Verbindungen aus Nitrit und Eiweißen
- Polyzyklische aromatische Kohlenwasserstoffe (PAK): Verbindungen, die durch Industrieabgase oder beim Räuchern, Rösten und Grillen auf die Lebensmittel gelangen
- Zuviel Salz
- Alkohol, der regelmäßig und in großen Mengen getrunken wird.

Zur Vorbeugung wird folgende Ernährung empfohlen:
- Übergewicht vermeiden
- Fettverzehr auf weniger als 30 % der Gesamtenergie senken
- Häufig Gemüse, Obst, Vollkorngetreide und Hülsenfrüchte essen
- Alkohol meiden bzw. nur gelegentlich genießen
- Weniger stark salzen
- Selten Gepökeltes und Geräuchertes verzehren
- Nitratreiche Lebensmittel meiden
- Verschimmelte Lebensmittel wegwerfen.

9.2.2 Ernährung bei Tumorerkrankungen

Es gibt keine Diät, die bösartige Tumore heilen kann. Allerdings lässt sich der Krankheitsverlauf durch eine bedarfsangepasste Kost positiv beeinflussen. Da Patienten mit der Immunschwäche AIDS zum Teil ähnliche Symptome haben, gelten die Empfehlungen auch für sie.

Tumorerkrankungen können zu starkem Gewichtsabfall und Mangelernährung führen (Kachexie). Der Energiebedarf steigt zwar an, jedoch klagt der Patient über Appetitmangel. Der Patient muss also ausreichend essen und trinken, damit er seinem Körper Energie und Nährstoffe zuführt. Hier ist es besonders wichtig, die Wünsche des Patienten zu berücksichtigen, was gut schmeckt wird eher gegessen. Wenn die Verdauungsorgane nicht beeinträchtigt sind, gelten die Empfehlungen für eine vollwertige Ernährung. Kann der Bedarf über normale Lebensmittel nicht gedeckt werden, so werden hoch kalorische Zusatznahrungen, Sondenkost oder Infusionen verordnet. Durch die Strahlen- bzw. Chemotherapie kann der gesamte Verdauungstrakt beeinträchtigt werden. Da das Immunsystem geschwächt ist, muss auf besondere Hygiene geachtet werden. Folgende Maßnahmen helfen bei den jeweiligen Beschwerden:

Verminderter Speichelfluss und Schluckbeschwerden:
- Pfefferminztee und gesäuerte Milch fördern den Speichelfluss.
- Kaugummi oder saure Bonbons regen den Speichelfluss an.
- Flüssigkeiten und Breie, z.B. Milchmixgetränke, Gemüsesuppen, püriertes Gemüse, Kartoffelbrei, erleichtern das Schlucken.

Geschmackstörungen:
- Bitteres wird stärker empfunden, daher eher weglassen.
- Süßes wird weniger wahrgenommen, daher kann stärker gesüßt werden.
- Wird Fleisch abgelehnt, eignen sich Milchprodukte als Eiweißlieferanten.

Entzündete Mundschleimhaut und Speiseröhre:
- Scharfe Gewürze und sehr saure Lebensmittel meiden.
- Das angebotene Essen darf nicht zu heiß sein.
- Getränke ohne Kohlensäure bevorzugen.

Übelkeit:
- Wenn möglich vor den Therapiemaßnahmen essen, am Morgen eher mehr
- Lieblingsgerichte jetzt meiden, da Abneigungen entstehen können
- Eher trockene Lebensmittel anbieten, wie Zwieback, Kräcker, Toast
- Salzige Suppen
- Zwischen den Mahlzeiten kalte Getränke
- Keine fetten Speisen
- Mineralstoff- und Wasserverluste ausgleichen.

> **Testfragen:** Tumorerkrankungen
> 1. Warum ist es nicht sinnvoll, Tumorpatienten eine spezielle Diät zu empfehlen?
> 2. Worauf muss die Kost nach Strahlen- bzw. Chemotherapie abgestimmt sein?

9.3 Untergewicht

Schwere Erkrankungen wie z.B. Tumore können zu starken Gewichtsverlusten führen, wodurch der Körper nicht mehr ausreichend mit Nährstoffen versorgt wird. Die verwendeten Angaben für Untergewicht gelten nur als Anhaltswerte und müssen nicht unbedingt Zeichen einer Mangelversorgung sein. Junge Menschen wiegen häufig sehr wenig, erfreuen sich dabei jedoch bester Gesundheit. Besonders bei älteren Menschen zeigt der Gewichtsverlauf klarer ein Ernährungsrisiko. Hier weisen unbeabsichtigte Gewichtsverluste von 1 – 2 % in einer Woche, 5 % im Monat und 10 % im halben Jahr auf Ernährungsprobleme hin. Die Versorgungslage wird über Ess- und Trinkprotokolle, die über mehrere Tage aufzeigen was der Patient aufnimmt, gut dokumentiert. Laboruntersuchungen geben ebenfalls Hinweise auf Mangelzustände.

Unterernährung kann sehr unterschiedliche Ursachen haben:
- Appetitmangel (Psyche, Krankheit, Medikamente)
- Keine Motivation zum Essen (Einsamkeit)
- Kau- und Schluckprobleme

- Schwere Erkrankungen (Infektionen, Tumorerkrankungen, AIDS etc.)
- Ess-Störungen (Magersucht)
- Stress.

Untergewicht

Untergewicht: BMI < 19 für Frauen
BMI < 20 für Männer, Seniorinnen

Beispiel: Ein Senior mit einer Körpergröße von 1,70 m hat bei weniger als 57,8 kg Untergewicht.

Nährstoffmangel

Neben der Gewichtsabnahme kommt es wegen des Nährstoffmangels zu folgenden Symptomen:
- Erhöhte Infektanfälligkeit
- Leichte Ermüdbarkeit und Frieren
- Trockene Haare und Haut
- Abbau von Körperfett (fehlende Stützfunktion für Nieren)
- Ödeme (wegen vermindertem Albumin)
- Hormonelle Störungen (Menstruationsstörungen)
- Sturzgefahr bei Senioren
- Neigung zum Dekubitus
- Erhöhtes Krankeits- und Sterberisiko.

Empfehlung: Die Pflegenden und Angehörigen haben nun die Aufgabe, dem Patienten Essen und Trinken schmackhaft zu machen. Eine ausreichende Zufuhr mit Energie und Nährstoffen entscheidet mit, wie gut der Patient die Krankheit überwindet. Einige Maßnahmen helfen dem Patienten, rasch wieder zu Kräften zu kommen:
- Vermeiden von unangenehmen Gerüchen, indem die Zimmer gut gelüftet werden
- Den Patienten fragen, ob er lieber alleine oder in Gesellschaft essen möchte
- Den Patienten essen lassen was, wann und wo er will
- Bei Bedarf dem Patienten beim Essen helfen
- Häufig die Geschmacksrichtung wechseln (herzhaft, süß, herzhaft etc.)
- Kleine Portionen anbieten, da sie eher akzeptiert werden
- Speisen appetitlich anrichten, da das Auge mitisst
- Alkoholische Getränke regen eventuell den Appetit an (nur nach Absprache mit dem Arzt)
- Gerichte mit Sahne, Butter oder Maltodextrin kalorisch aufwerten
- Nüsse, Milchmixgetränke, Eis etc. zusätzlich zwischendurch anbieten
- In der häuslichen Pflege können Gerichte auf Vorrat gegart, eingefroren und bei Bedarf gewärmt und verzehrt werden.

Reichen diese Maßnahmen nicht aus, um die Unterernährung zu beseitigen, eignen sich spezielle Formuladiäten. Sie können als Trinknahrung zwischendurch eingenommen werden und entsprechen der Sondenkost (☞ 9.15).

> **Testfrage:** Untergewicht
> 1. Wie können Sie einen untergewichtigen Patienten zum Essen ermuntern?

9.4 Übergewicht

Wird über einen längeren Zeitraum mehr Energie aufgenommen als verbrannt, entsteht Übergewicht. Starkes Übergewicht gilt als gesundheitliches Risiko, es wird *Adipositas* oder bei extremer Ausprägung *Adipositas per magna* genannt. Der alte Begriff «Fettsucht» führt zu Missverständnissen, denn eine klassische Sucht liegt nicht zwingend vor. Sicherlich kann eine Ess-Störung zu Übergewicht führen. Jedoch finden sich bei den übergewichtigen Menschen viele Genießer, die gerne gut und reichlich essen und trinken.

Definition des Übergewichts

Übergewicht: BMI 24 – 30 für Frauen
                  BMI 25 – 30 für Männer

Adipositas: BMI > 30

Adipositas per magna: BMI > 40

Nach dieser Definition wären viele gesunde Senioren übergewichtig, jedoch wird im Alter ein höheres Gewicht akzeptiert.

Risikofaktor Übergewicht

Überernährung und daraus resultierendes Übergewicht gelten als Risikofaktoren für viele Erkrankungen. Besonders bei Herz- und Kreislauferkrankungen spielt die Fettverteilung am Körper eine wichtige Rolle. So treten gesundheitliche Störungen häufiger auf, wenn das Körperfett am Oberkörper gespeichert wird. Dies entspricht der eher männlichen Fettverteilung. Die hüftbetonte weibliche Fettverteilung geht mit einem geringeren gesundheitlichen Risiko einher (☞ Abb. 9.2). Das Verhältnis des Taillenumfanges zum Hüftumfang zeigt ein mögliches Risiko auf.

$$\frac{\text{Taille}}{\text{Hüfte}} > 1 = \text{Risiko für übergewichtige Männer}$$

$$\frac{\text{Taille}}{\text{Hüfte}} > 0{,}8 = \text{Risiko für übergewichtige Frauen}$$

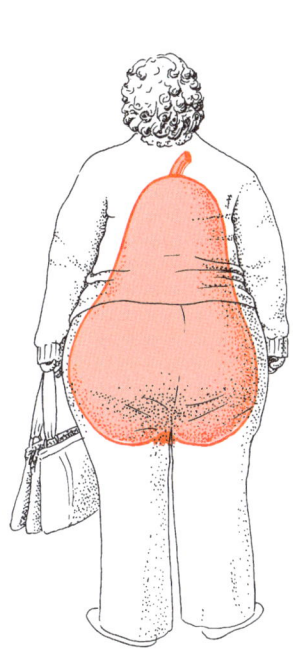

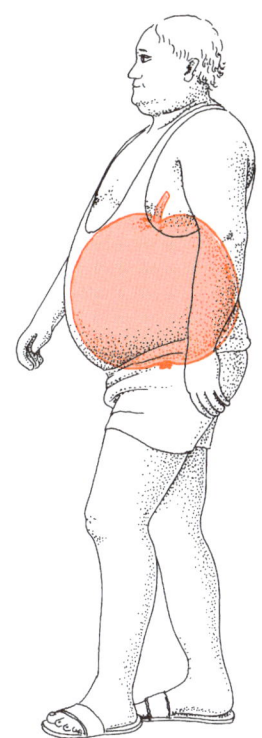

Birnen - Typ
(geringeres Gesundheitsrisiko)

Apfel - Typ
(höheres Gesundheitsrisiko)

Abb. 9.2: **Verteilung des Körperfettes**

Übergewicht kann folgende Erkrankungen begünstigen:
- Erkrankungen des Stützapparates
- Bluthochdruck (☞ 9.7.1)
- Herz- und Kreislauferkrankungen (☞ 9.7)
- Gicht (☞ 9.8)
- Diabetes mellitus Typ II (☞ 9.6)
- Metabolisches Syndrom (☞ 9.7.3)
- Gallensteine.

Ursachen des Übergewichtes

Übergewicht entsteht immer dann, wenn mehr Energie (Kalorien) aufgenommen als verbrannt wird. Das Ungleichgewicht entsteht bei:

1. Bewegungsmangel
2. Reduziertem Energiebedarf durch:
- Verminderte Wärmeabgabe
- Unterfunktion der Schilddrüse

- Gesenkten Grundumsatz durch strenge Diät
- Lebensalter
- Hormonelle Veränderungen, z.B. durch Menarche und Menopause.

3. Gestörter Regulation der Nahrungsaufnahme:
- Essen bei Angst, Langeweile oder Stress
- Verlerntes Sättigungsgefühl
- Bestimmung der Nahrungsmenge durch sinnliche Wahrnehmung (Geschmack, Optik, Geruch); der wirkliche Bedarf wird nicht mehr empfunden
- Medikamente (Psychopharmaka)
- Hirnorganische Veränderungen (Demenz).

Übergewicht bereitet vielen Menschen große Probleme. Gerade Frauen, die sich an gängigen Schönheitsidealen messen, beginnen in immer jüngeren Jahren mit unterschiedlichsten Formen von Reduktionsdiäten. Diese zumeist radikalen Maßnahmen können zu lebenslangen Ess-Störungen führen. Der natürliche Sättigungsmechanismus wird verlernt, Fasten und Heißhungerattacken wechseln sich gegenseitig ab. Außerdem passt sich der Körper an die selbst erzeugte «Hungersnot» an, indem er den Grundumsatz senkt. Wird dann später wieder normal gegessen, sind die Pfunde schnell wieder drauf. Vom gesundheitlichen Standpunkt aus sollte eine Reduktionsdiät durchgeführt werden, wenn ein tatsächliches Gesundheitsrisiko besteht oder das Wohlbefinden wesentlich beeinträchtigt ist. Bewegt sich das Körpergewicht im Normbereich, so wird es sich sowieso langfristig auf dem Wohlfühlgewicht einpendeln. Gelegentliche Gewichtsschwankungen gerade bei Frauen sind normal und bedürfen keiner Diätmaßnahmen.

Merke
- Starkes Übergewicht gilt als Risikofaktor.
- Geeignete Reduktionskost liefert alle wichtigen Nährstoffe.

Wenn allerdings eine Reduktionsdiät notwendig geworden ist, stellt sich die Frage, welche der zahlreichen Methoden am sinnvollsten ist. Tabelle 9.1 stellt einige Formen vor, die entweder gefährlich sind oder langfristig keine großen Erfolge zeigen.

Wie sieht eine geeignete Reduktionskost aus?
Geeignete Methoden führen dem Körper alle wichtigen Nährstoffe zu. Sie reduzieren langsam aber stetig das Gewicht und gehen in eine abwechslungsreiche und vollwertige Ernährung über. Sie erfüllen folgende Kriterien:
- Energiereduzierte Mischkost
- Mindestens 1 000 kcal täglich
- Nährstoffverteilung: 15 – 20 % Eiweiß, 30 % Fett, 50 – 55 % Kohlenhydrate
- Reichlich Getränke, aber keine alkoholischen
- Lebensmittel mit wenig Kalorien, aber viel Vitaminen und Mineralstoffen (Gemüse, Vollkorngetreide, magere Milchprodukte etc.)
- 5 kleine Mahlzeiten über den Tag verteilt.

Ein Speisenplan zur Gewichtsreduktion mit ca. 1 200 kcal kann folgendermaßen aussehen:

1. und 2. Frühstück: 75 g Vollkornbrot (2 Scheiben)
30 g Frischkäse (60 %)
75 g Gemüse

Mittagessen: 100 g mageres Fleisch
200 g Kartoffeln
200 g Gemüse
5 g Pflanzenfett

Zwischenmahlzeit: 150 g Obst
150 g fettarmer Jogurt

Abendessen: 75 g Brot (2 Scheiben)
50 g Kräuterquark
100 g Gemüse

Tab. 9.1: **Ungeeignete Diäten zur Gewichtsreduktion**

Diät	Beurteilung
Atkins-Diät: nur eiweiß- und fettreiche Lebensmittel dürfen gegessen werden, wie Fleisch, Wurst, Käse, usw.	Gefährliche Diät insbesondere für Herz und Kreislauf wegen zuviel gesättigter Fettsäuren und Cholesterin! Purine können Gicht auslösen. Es fehlen: Ballaststoffe, Vitamine und Mineralien insbesondere der pflanzlichen Lebensmittel.
Fasten: totaler Nahrungsverzicht, nur Getränke sind erlaubt	Nicht geeignet zum Abnehmen, der Körper senkt den Grundumsatz, wird hinterher wieder normal gegessen, nimmt man verstärkt zu, wird nicht ausreichend getrunken kann eine Azidose und Gicht ausgelöst werden. Gefahr von Nährstoffmangel!
Trennkost bzw. ‹Fit for life›: Eiweiße und Kohlenhydrate werden getrennt verzehrt	Bei abwechslungsreicher Lebensmittelauswahl sind Nebenwirkungen nicht zu befürchten, allerdings sollten Getreide und Milchprodukte enthalten sein, die Empfehlung von destilliertem Wasser ist unsinnig! Wird nicht lange durchgehalten.
Formuladiäten: Nährstoffe werden als Pulver angeboten	Kurzfristige Anwendung gilt als unbedenklich, wenn mindestens 800 kcal. aufgenommen werden, allerdings werden keine langfristigen Erfolge erzielt, da hinterher meist wieder zugenommen wird.
Appetitzügler: Medikamente, die den Appetit bremsen sollen	Schwere Nebenwirkungen aufs Herz- Kreislaufsystem, wirken aufputschend und können Sucht erzeugen, nicht geeignet!
Algenpräparate	Können zur Schilddrüsenüberfunktion führen, nicht geeignet!
Abführmittel und Entwässerungsmittel (Diuretika): wirken abführend oder entwässernd	Können zu schweren Schäden führen, Mineralstoffmangel und Wasserverlust, Gewicht wird nicht reduziert!
Blockade der fettverdauenden Enzyme (Xenical)	Wirkt nur, wenn weniger Fett gegessen wird, ansonsten kommt es zu nicht steuerbarem Stuhlabgang und Bauchschmerzen. Verminderte Aufnahme von wichtigen Fettsäuren und Vitaminen, daher nicht geeignet.
FdH (Friss die Hälfte)	Bei unseren Ernährungsgewohnheiten nicht geeignet, eher IdR (Iss das Richtige).

Bewegung und Entspannung tragen zum allgemeinen Wohlbefinden bei. Das erleichtert die Ernährungsumstellung und fördert damit die Gewichtsreduktion.

Testfragen: Übergewicht
1. Warum wird einigen Menschen eine Reduktionsdiät empfohlen?
2. Wieso sind kurzfristige Kuren, bei denen schnell Gewicht verloren wird, nicht sinnvoll?
3. Geben Sie einige Tipps, wie ein übergewichtiger Patient sein Gewicht reduzieren kann?

9.5 Ess-Störungen

Ein gestörtes Essverhalten kann als *Adipositas*, *Anorexia nervosa* (Magersucht) oder *Bulimia nervosa* (Ess-Brechsucht) auftreten. Einige Patienten erleben Phasen mit unterschiedlichen Ess-Störungen, daher sind klare Abgrenzungen nicht immer möglich. Die Ursachen für Ess-Störungen sind nicht eindeutig geklärt, psychische Faktoren werden diskutiert. Der Wunsch nach einer schlanken Figur spielt vermutlich eine Rolle. Obwohl die Fehlernährung aus einer Grundstörung resultiert, gehört eine individuelle Ernährungsberatung in das Therapiekonzept.

9.5.1 Anorexia nervosa (Magersucht)

Im Vordergrund steht der unbedingte Wille nach möglichst geringem Körpergewicht. Dazu werden alle erdenklichen Methoden eingesetzt: die Patienten hungern, erbrechen oder missbrauchen Abführ- und Entwässerungsmittel. Daraus folgen schwere Formen der Unterernährung, die tödlich enden können. Die Patienten bemerken zumeist nicht, dass sie krank sind. Sie fühlen sich eher dick als mager und zeigen teilweise sportliche Höchstleistungen (☞ Abb. 9.3). Das macht die Behandlung so außerordentlich schwierig, denn angebotene Hilfe wird als Bedrohung wahrgenommen.

Kriterien für eine Magersucht:
- Starkes, selbst verursachtes Untergewicht (< 17,5 BMI)
- Ständige Beschäftigung mit Essen bzw. Hungern
- Gestörte Körperwahrnehmung (sich dick fühlen)
- Fehlende Krankheitseinsicht
- Ausbleiben der Menstruation (bei Frauen).

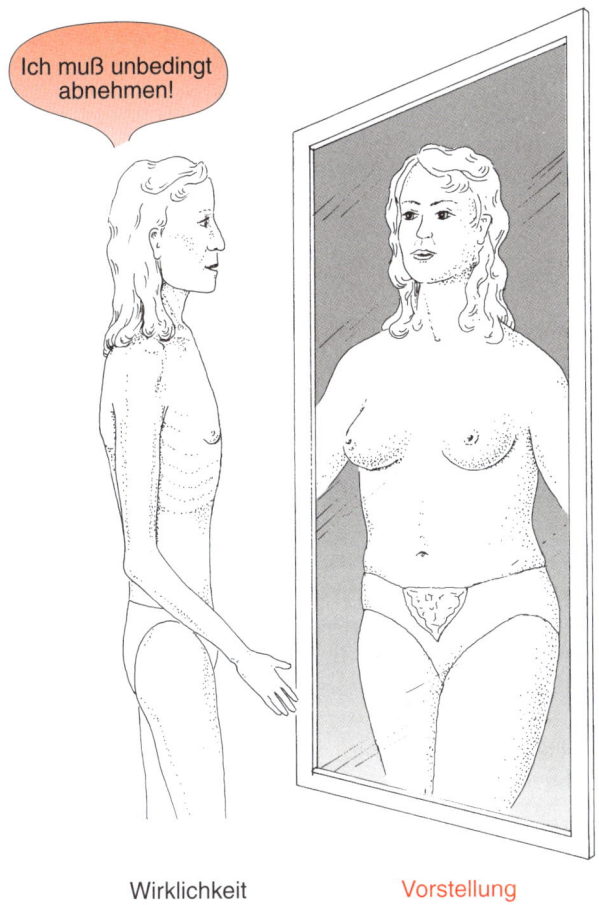

Wirklichkeit   Vorstellung

Abb. 9.3: **Selbstbild einer Frau mit Magersucht**

9.5.2 Bulimia nervosa (Ess-Brechsucht)

Auch hier wird eine schlanke Figur angestrebt. Jedoch werden hier Essanfälle von Maßnahmen abgelöst, die das Gewicht regulieren sollen. Dazu zählen: Hungerperioden, Erbrechen, extreme sportliche Aktivitäten sowie der Missbrauch von Appetitzüglern, Schilddrüsenhormonen, Entwässerungs- und Abführmitteln. Der Übergang zur Magersucht ist fließend. Die Patienten haben eher ein Gewicht im Normalbereich. Regelmäßiges Erbrechen verursacht Schäden an den Schleimhäuten von Speiseröhre, Rachen, Mundbereich und an den Zähnen. Der Körper verarmt an Mineralstoffen und Flüssigkeit, so dass ein Kaliummangel Herz und Nieren schädigen kann. Die Patienten leiden unter ihrem Verhalten, das sie zumeist vor ihrer Umwelt verheimlichen. Sie neigen eher zu Depressionen mit Selbstmordtendenzen. Der Leidensdruck ermöglicht eine erfolgreiche Therapie.

Kriterien für eine Ess-Brechsucht:
- Essanfälle, zweimal pro Woche über mindestens 3 Monate
- Selbst ausgelöstes Erbrechen und andere Maßnahmen zur Gewichtsabnahme
- Angst, dick zu werden
- Ständige Beschäftigung mit dem Essen.

Testfragen: Ess-Störungen

1. Eine Bulimie wird von Freunden und Angehörigen häufig nicht bemerkt, warum?
2. Warum ist es so schwer, eine magersüchtige Patientin zum Essen zu bewegen?

9.6 Diabetes mellitus (Zuckerkrankheit)

Beim Diabetes mellitus ist der Transport von Glucose in die Körperzellen gestört. Der Glucosespiegel im Blut erhöht sich, ab einer Schwelle von etwa 10 mmol/l (180 mg/dl) wird Zucker mit dem Harn ausgeschieden. Der Körper verliert mit dem Zucker wichtige Mineralien und reichlich Wasser. Außerdem ist nun die Aufnahme von Aminosäuren gestört, ein Eiweißmangel folgt. Der Körper gewinnt die benötigte Energie aus den Fettsäuren, wobei zu viel Acetessigsäure anfallen kann, was wiederum zu bedrohlicher Veränderung des Blut-pH-Wertes führt (Azidose). Dauerhaft erhöhte Blutzuckerwerte und häufige Entgleisungen des Stoffwechsels verursachen schwere Schäden an Gefäßen (Mikro- und Makroangiopathien) und Nerven (Neuropathien): Veränderungen an der Netzhaut gefährden die Sehkraft. Neuropathien und Durchblutungsstörungen führen leider immer noch zu Amputationen. Sogar die Niere wird in ihrer Funktion beeinträchtigt. Die Makroangiopathien befallen die großen Gefäße und verstärken eine Arteriosklerose. Somit erkranken Diabetiker besonders häufig an Schlaganfällen und Herzinfarkten. Diabetes mellitus lässt sich vereinfacht in zwei Formen unterscheiden: Diabetes mellitus Typ I und Typ II.

Diabetes mellitus Typ I

Hier liegt ein Insulinmangel vor. Die Patienten sind eher jung und schlank, die Ernährung hat keinen Einfluss auf den Ausbruch der Erkrankung. Der Diabetes mellitus Typ I wird hauptsächlich mit Insulin behandelt. Hier ist zu unterscheiden zwischen der konventionellen Insulinbehandlung (zweimalige Gabe von Mischinsulin), dem Basis-Bolus-Prinzip der intensivierten konventionellen Insulintherapie (Insulindosis je nach Kohlenhydratverzehr) oder der kontinuierlichen subkutanen Insulininfusion (Insulindosis je nach Kohlenhydratverzehr). Danach richten sich die diätetischen Empfehlungen.

Therapieziele:
- Hypoglykämie (Unterzuckerung) und Hyperglykämie (Überzuckerung) vermeiden
- Gefäßschäden vermeiden.

Ernährungsprinzipien:
- Normalgewicht anstreben
- Vollwertige Ernährung
- Bei konventioneller Therapie Kohlenhydrate streng auf 5 – 6 kleine Mahlzeiten über den Tag verteilen
- Gute Kenntnis der Kohlenhydrate, damit Insulin entsprechend nachgespritzt wird
- Isolierte Zucker z.B. in Getränken meiden
- Mäßige Aufnahme von Zucker innerhalb einer Mahlzeit erlaubt, < 10 % der Gesamtenergie
- Langkettige Kohlenhydrate mit Ballaststoffen bevorzugen (☞ 2.1.2)
- Nicht mehr als 30 % der täglichen Energie als Fett aufnehmen
- Pflanzliche Fette mit einfach und mehrfach ungesättigten Fettsäuren bevorzugen
- Cholesterin meiden (< 300 mg am Tag)
- Alkoholgenuss in Maßen, nur zusammen mit langkettigen Kohlenhydraten
- Eiweißaufnahme beachten; 0,8 – 1g/kg Körpergewicht für Erwachsene, mehr Eiweiß kann die Nieren schädigen.

Diabetes mellitus Typ II

Beim Diabetes mellitus Typ II ist die Insulinwirkung gestört. Das Zusammenspiel von Insulin und dem Rezeptor an den Zellen, der den Glucoseeinstrom ermöglicht, ist defekt (sog. Insulinresistenz). Der Organismus produziert daraufhin immer mehr Insulin (Hyperinsulinämie), wodurch der Blutzucker zunehmend schlechter in die Zellen gelangt. Auslöser dieser Diabetesform ist zumeist eine langjährige Überernährung; deswegen tritt sie erst mit zunehmendem Lebensalter in Erscheinung. Wird nicht mehr gegessen und getrunken als verbrannt wird, bleibt die häufig geerbte Anlage ohne gesundheitliche Auswirkung. Der Diabetes mellitus Typ II lässt sich gerade in den Anfangsstadien sehr gut durch die Ernährung beeinflussen. Ist das nicht möglich, werden Tabletten (orale Antidiabetika) verordnet. Erst wenn das Insulin der Bauchspeicheldrüse nicht mehr ausreicht, wird Insulin gespritzt.

Therapieziele:
- Übergewicht abbauen
- Stoffwechselstörungen beheben oder ausgleichen
- Hyperglykämie (Überzuckerung) vermeiden
- Gefäßschäden vermeiden
- Hohen Blutdruck senken
- Bei Gabe von blutzuckersenkenden Medikamenten, wie z.B. Insulin, Hypoglykämien (Unterzuckerung) vermeiden.

Ernährungsprinzipien:

- Gewichtsreduktion bei Übergewicht
- Kohlenhydrate auf 5 – 6 kleine Mahlzeiten über den Tag verteilen, angepasst an Medikamente bzw. Insulin
- Mäßige Aufnahme von Zucker innerhalb einer Mahlzeit erlaubt (Vorsicht bei erhöhten Trigyceriden), < 10 % der Gesamtenergie
- Isolierte Zucker, z.B. in Getränken, meiden
- Langkettige Kohlenhydrate mit Ballaststoffen bevorzugen (Vollkorngetreide, Gemüse, Hülsenfrüchte)
- Nicht mehr als 30 % der täglichen Energie als Fett aufnehmen
- Pflanzliche Fette mit einfach und mehrfach ungesättigten Fettsäuren bevorzugen
- Tierische Fette, auch die versteckten, meiden
- Cholesterin meiden (< 300 mg am Tag)
- Eiweißaufnahme beachten; 0,8 – 1g/kg Körpergewicht für Erwachsene, mehr Eiweiß kann die Nieren schädigen.

Süßschmeckende Kohlenhydrate können isoliert, d.h. ohne Ballaststoffe, Fett oder Eiweiß, den Blutzucker rasch erhöhen. Außerdem fördern sie Übergewicht und können die Triglyceride erhöhen. Einige Süßungsmittel wirken sich nicht auf den Blutzucker aus.

Tab. 9.2: **Süßungsmittel und Diabetes mellitus**

Zucker, die den Blutzucker erhöhen	Zuckeraustauschstoffe und Süßstoffe, die den Blutzucker nicht erhöhen
Glucose (Traubenzucker), Glucosesirup, Saccharose (Haushaltszucker), Farinzucker, Kandis, Brauner Zucker, Rohrzucker, Honig, Maltose, Dextrine, Dextrose, Invertzucker, Fructose (gering), Fruchtdicksaft, Obstsäfte, Liköre	Xylit, Mannit, Sorbit, Isomalt, Lactit, Saccharin, Cyclamat, Aspartam, Acesulfam, Thaumatin, Neohesperidin

Insulinpflichtige Diabetiker müssen die Kohlenhydrate der Lebensmittel kennen und berechnen bzw. abschätzen. Dafür wurde die BE-Berechnung entwickelt. BE bedeutet Broteinheit, wobei in der Bundesrepublik Deutschland eine Broteinheit für die verdaulichen Kohlenhydrate von 25 g Mischbrot steht. Eine BE entspricht in Deutschland 12 g verwertbare Kohlenhydraten. Sehr praktisch ist die Verwendung von **10 – 12 g KH Schätzwerten** auf der Basis von Lebensmittelportionen.

Die Kohlenhydrate werden nach der empfohlenen täglichen Kalorienzufuhr berechnet.

Beispiel: Der Patient darf am Tag 2000 kcal aufnehmen.

50 % entfallen auf die Kohlenhydrate.

1 000 kcal entsprechen etwa 250 g Kohlenhydraten.

250 g Kohlenhydrate entsprechen etwa 21 BE oder 25 KH-Schätzwerten.

Werden die BE auf 5 – 6 Mahlzeiten verteilt, so strömt die Glucose kontinuierlich ins Blut und kann von dort in die Zellen transportiert werden. Patienten, die Insulin nach Bedarf zuführen, müssen vor jeder Mahlzeit den Blutzucker messen. Zusammen mit der Berechnung der Kohlenhydrate der folgenden Speisen ergibt sich die zu verabreichende Insulindosis. Ballaststoffreiche Kohlenhydratträger sollten immer bevorzugt werden, denn Versuche zeigten, dass eine Kost mit vielen Ballaststoffen sämtliche Zuckerwerte verbessert, und Medikamente eingespart werden können. Außerdem lassen kleine Eiweiß- und Fettbeilagen zu kohlenhydratreichen Lebensmitteln den Blutzucker langsamer ansteigen. So wären z.B. Obst mit Jogurt oder ein Brot mit etwas Käse günstig.

■ Merke ■

- Die Diabetesdiät entspricht einer vollwertigen, fettarmen Ernährung, wobei die isolierten Zucker gemieden werden.
- Die BE-Berechnung ist für übergewichtige Diabetiker des Typ II zunächst unnötig, das sind mehr als 80 % der Diabetiker. Hier wird als erste Maßnahme eine Gewichtsrektion angestrebt.
- Spezielle Diabetikerlebensmittel gelten als überflüssig, da sie zumeist genauso viele Kalorien enthalten wie herkömmliche Lebensmittel.

Hypoglykämien (Unterzuckerungen) treten nur bei Diabetikern auf, die spezielle Medikamente oder Insulin erhalten.
Sie werden verursacht durch:
- Diätfehler
- Zu hoch dosierte Medikamente bzw. Insulin
- Stress
- Starke körperliche Anstrengungen
- Alkohol.

Die Diät bei Hypoglykämie soll folgendermaßen aussehen:
- Akut schnell aufnehmbare Kohlenhydrate verzehren, wie Traubenzucker oder Fruchtsaftgetränk
- Langfristig Diätfehler vermeiden.

Testfragen: Diabetes mellitus
1. Warum ist eine ballaststoffreiche Ernährung bei Diabetikern so wichtig?
2. In welcher Ausnahmesituation sollte ein Diabetiker Traubenzucker erhalten?
3. Warum bekommen Diabetiker als Brotaufstrich Diät-Margarine statt Butter?
4. Welche Fehlernährung kann einen Diabetes mellitus Typ II auslösen?
5. Wirkt sich Alkohol auf den Blutzuckerspiegel aus?

Diätetik

9.7 Herz- und Kreislauferkrankungen

Lernziele

- Die einzelnen Risikofaktoren und den Zusammenhang mit der Ernährung erkennen.
- Geeignete Kostformen zur Vorbeugung und Behandlung erlernen.

Als Herz-Kreislauferkrankungen werden die Krankheiten bezeichnet, die alleine oder in Kombination mit anderen Veränderungen die Blutgefäße und damit auch das Herz und Gehirn schädigen. Gefürchtet ist die Arteriosklerose, bei der Lipide und Cholesterin die Arterienwand so verändern, dass der Blutdurchfluss behindert wird. Werden wichtige Zentren wie Herz und Gehirn nicht mehr ausreichend mit Sauerstoff versorgt, kommt es zum Herzinfarkt bzw. Schlaganfall. Zu den **beeinflussbaren Risikofaktoren** für Herz- und Kreislauferkrankungen zählen:

- Übergewicht
- Bluthochdruck
- Fettstoffwechselstörungen
- Diabetes mellitus
- Rauchen
- Bewegungsmangel.

Merke

- Wer Risikofaktoren abbaut, schont sein Herz-Kreislaufsystem.

9.7.1 Hypertonie (Bluthochdruck)

In einigen Ländern steigt der Blutdruck mit dem Alter an, in anderen Regionen wiederum findet man dieses Phänomen nicht. Daher wird die allgemeine Lebensweise, zu der natürlich auch die Ernährung gehört, für die Hypertonie verantwortlich gemacht. Der Bluthochdruck gilt als ein Risikofaktor für Herz-Kreislauferkrankungen und sollte daher vermieden bzw. rechtzeitig behandelt werden. Bisher sind die genauen Mechanismen noch nicht geklärt, wie der primäre Bluthochdruck entsteht, bei dem keine anderen Grundkrankheiten vorliegen. Es gibt jedoch einen engen Zusammenhang zwischen Übergewicht und Bluthochdruck. Außerdem reagiert ein Teil der Patienten sensibel auf Kochsalz. Werden dann täglich mehr als 5 g Kochsalz aufgenommen, erhöht sich der Blutdruck. Regelmäßiger Genuss größerer Mengen Alkohol wirkt ebenfalls blutdruck steigernd. Ein Zusammenhang zwischen Bohnenkaffee und Bluthochdruck konnte nicht eindeutig bewiesen werden. Der Patient sollte individuell ausprobieren, wie er auf Kaffee reagiert. Der Inhaltsstoff von Lakritze, Glycirrhizin, kann den Blutdruck erhöhen. Kalium als Gegenspieler zum Natrium senkt den Blutdruck.

Diätempfehlung bei Bluthochdruck:
- Ggf. Gewichtsreduktion
- Kochsalzreduktion (< 5 g/Tag)
- Reichlich Gemüse und Obst verzehren
- Alkohol reduzieren.

9.7.2 Fettstoffwechselstörungen

Fettstoffwechselstörungen werden auch als *Hyperlipoproteinämien* bezeichnet. Spezielle Fettfraktionen – die Lipoproteine – steigen im Blut an, sie bestehen aus Fetten, Cholesterin, Phosphatiden und Eiweiß. Können die Lipoproteine nicht ausreichend von den Zellen aufgenommen werden, lagern sie sich an den Gefäßen ab und fördern Arteriosklerose. Diese Störungen können aus anderen Erkrankungen folgen (sekundäre Fettstoffwechselstörungen) oder als primäre Fettstoffwechselstörungen auftreten, bei denen keine andere Grundkrankheit vorliegt. Hierzu besteht eine erbliche Veranlagung. Folgende vier Blutwerte werden zurzeit besonders beachtet:

1. **Gesamt-Cholesterin**

2. **LDL = low density lipoprotein (Lipoproteine mit geringer Dichte):** Sie transportieren Cholesterin von der Leber zu den Zellen. Sind jetzt zu viel dieser Lipoproteine im Blut, so wird das Cholesterin nicht in die Zelle aufgenommen und kann die Gefäße schädigen.

3. **HDL = high density lipoprotein (Lipoproteine mit hoher Dichte):** Sie befördern das Cholesterin aus der Zelle zur Leber, wo es dann abgebaut und ausgeschieden wird. Sie schützen die Gefäße vor Ablagerungen.

4. **Triglyceride:** Sie werden auch als Neutralfette bezeichnet. Sie stammen aus dem Nahrungsfett oder werden aus kurzkettigen Kohlenhydraten (Zuckern) und Alkohol in der Leber aufgebaut. Sie steigen an, wenn mehr Energie aufgenommen als in den Zellen verbrannt wird. Ein Überangebot an Triglyceriden gilt als schädigend für die Gefäße.

Folgende Werte werden angestrebt:
Gesamtcholesterin: < 5,2 mmol/l (< 200 mg/dl) Serum
LDL: < 3,4 mmol/l (< 130 mg/dl) Serum
HDL: > 1,2 mmol/l (> 45 mg/dl) Serum
Triglyceride   < 2,3 mmol/l (< 200 mg/dl) Serum

Zahlreiche Studien belegen den Einfluss der Ernährung auf diese Fettfraktionen, wobei ständig neue Erkenntnisse gewonnen werden. Wird mehr gegessen als der Körper verbrennt, ändern sich die Werte leicht. Insbesondere eine Kost mit einerseits reichlich tierischem Fett begleitet von Cholesterin (☞ 2.5) und andererseits wenig pflanzlichem Fett und Ballaststoffen wird für das gestörte Fettprofil verantwortlich gemacht. Ballaststoffe können cholesterinreiche Gallensäure binden und somit dem Körper Cholesterin entziehen. Ebenfalls günstigen Einfluss auf die Blutgefäße werden antioxidativen Vitaminen, wie Beta-Carotin, Vitamin E, Vitamin C und den Flavonoiden, zugesprochen. Bisherige Untersuchungen zeigten allerdings, dass eine positive Wirkung vom Gemüse bzw. Obst direkt ausgeht, nicht jedoch von Vitaminpräparaten. Insbesondere Kaffee-Zubereitungen, bei denen Bestandteile der Bohne mit aufgenommen werden (aufgebrüht), können den Cholesterinspiegel erhöhen. Reichlich starker Kaffee erhöht den Homocysteinspiegel im Blut, dies gilt neuerdings als ein weiterer Risikofaktor. Daher sollte bevorzugt gefilterter Kaffee maßvoll getrunken werden.

Diätetische Empfehlungen für günstige Cholesterinwerte:
• Gewichtsreduktion
• Fettkonsum < 30 % der täglichen Energie
• Gesättigte Fettsäuren (tierische Fette) und gehärtete reduzieren
• Ungesättigte Fettsäuren (pflanzliche Öle und Fette) bevorzugen
• Mehrfach ungesättigte Fettsäuren (Omega-3-Fettsäuren) in Hering, Lachs und Makrele bevorzugen; daher öfter Fisch essen
• Wenig Cholesterin aufnehmen
• Wegen der Ballaststoffe und Antioxidantien reichlich Gemüse, Vollkorngetreide, Hülsenfrüchte und Obst (z.B. Äpfel mit Schale) verzehren
• Kaffeegenuss einschränken; filtern anstatt aufbrühen.

Diätetische Empfehlungen, um erhöhte Triglyceride zu senken:
• Gewichtsreduktion
• Isolierte Kohlenhydrate (Zucker, auch Fruchtzucker) meiden
• Alkohol meiden
• Fisch essen.

9.7.3 Metabolisches Syndrom

Das metabolische Syndrom setzt sich aus folgenden Merkmalen zusammen:
• Hyperinsulinämie
• Insulinresistenz
• Hypertriglyzeridämie, erniedrigtes HDL
• Hypertonie
• Adipositas mit Fettanlagerung am Körperstamm.

Häufig werden auch erhöhte Harnsäurewerte gemessen. Diese Stoffwechselveränderungen sind insbesondere wegen der arteriosklerotischen Veränderungen gefürchtet und müssen rechtzeitig behandelt werden. Hierzu eignen sich am Anfang ausschließlich folgende diätetischen Maßnahmen:
• Gewichtsreduktion
• Alkoholverzicht
• Kochsalzreduktion (< 5 g Kochsalz/Tag)
• Lebensmittel mit langkettigen Kohlenhydraten und Ballaststoffen bevorzugen
• Zucker meiden

- Mehr ungesättigte Fette, weniger gesättigte Fette (< 70 g Gesamtfett/Tag) verzehren
- Bei erhöhten Harnsäurewerten purinarme Kost zu sich nehmen
- Nikotinverzicht.

Testfragen: Herz- und Kreislauferkrankungen

1. Ein Patient fragt Sie, wie er durch seine Ernährung Herz- und Kreislauferkrankungen vorbeugen kann. Welche Empfehlungen geben Sie ihm?

2. Ist es sinnvoll, wenn ein Diabetiker mit erhöhten Triglyceriden Fruchtzucker zum Süßen verwendet?

3. Warum ist eine ballaststoffreiche Kost bei erhöhten Cholesterinwerten sinnvoll?

4. Wann sollte Alkohol gemieden werden, um Herz- und Kreislauferkrankungen zu verhindern?

5. Wieso wird bei Herz- und Kreislauferkrankungen Fisch empfohlen?

9.8 Gicht

Gicht zählt zu den klassischen Wohlstandserkrankungen. Sie wird durch zu viel Harnsäure im Blut ausgelöst. Diese Harnsäure entsteht beim Abbau der Purine (☞ 2.4). Purine wiederum befinden sich in der Erbsubstanz DNA und RNA, die besonders in tierischen Lebensmitteln aber auch in Hülsenfrüchten enthalten sind. Reichert sich die Harnsäure an, kristallisiert sie aus und führt zu schmerzhaften Entzündungen in Geweben. Besonders gefährlich sind Ablagerungen in der Niere. Sie können schwere Nierenstörungen hervorrufen. In der Bundesrepublik Deutschland taucht sie wegen des hohen Nahrungs- und Genussmittelverzehrs (Alkohol) häufig auf. Handelt es sich um eine isolierte Stoffwechselstörung, so wird sie primäre Gicht genannt. Die Krankheitsbereitschaft ist zumeist erblich. Resultiert Gicht aus einer anderen Krankheit, wird sie als sekundäre Gicht bezeichnet. In Deutschland nehmen viele Menschen Medikamente gegen erhöhte Harnsäure ein, ohne zu wissen, dass sie mit einer purinarmen Kost die Harnsäure reduzieren und ihre Ausscheidung durch reichlich geeignete Getränke fördern können. Allerdings hemmt Alkohol die Ausscheidung und muss daher gemieden werden.

Die Diätempfehlungen bei Gicht lauten:
- Keine Fastenkuren durchführen, da dabei der Harnsäurespiegel ansteigen kann, sondern das Übergewicht langsam abbauen
- Purinarme Kost (< 500 mg Harnsäure/Tag) bzw.
- Streng purinarme Kost (< 300 mg Harnsäure/Tag)
- Alkoholverzicht
- Viel trinken, um Harnsäure auszuscheiden.

Diätetik

9.9 Rheumatismus

Seit Jahren wird diskutiert, ob die unterschiedlichen rheumatischen Erkrankungen durch eine spezielle Kost gebessert werden können. Eindeutige Studien, die einen Zusammenhang zwischen Rheumatismus und Ernährung belegen, gibt es nicht. Nach heutigem Wissensstand wird eine Kost empfohlen mit reichlich Omega-3-Fettsäuren (besonders Lachs, Makrele, Hering, Soja- Lein- und Walnussöl) und wenig Arachidonsäure (Eigelb, Schmalz, Fleisch und Wurst). Obst und Gemüse liefern Antioxidantien, die vermutlich positiv wirken. Milchprodukte sorgen für die gute Calciumversorgung.

So können Beschwerden gelindert werden:
• Normalgewicht anstreben
• Lebensmittel, die nicht vertragen werden, weglassen
• Viel Getreide, Gemüse, Obst, Milchprodukte
• Soja-, Lein- und Walnussöl verwenden
• Fisch anstatt Wurst, Fleisch und Eigelb verzehren.

9.10 Phenylketonurie

Die Phenylketonurie ist eine angeborene Stoffwechselerkrankung. Bei der Erkrankung ist der Abbau der essenziellen Aminosäure Phenylalanin gestört, wodurch schwere Schäden des Gehirns entstehen können. Die tägliche Kost darf somit nur wenig Phenylalanin enthalten. Diese Diät muss dann lebenslang, insbesondere während einer Schwangerschaft, beibehalten werden. Um diese schwere Stoffwechselstörung rechtzeitig aufzudecken, werden alle Säuglinge nach der Geburt daraufhin untersucht (Screening).

Diät bei Phenylketonurie:
• Eingeschränkte Zufuhr von Phenylalanin; die Eiweißergänzung erfolgt durch spezielle Aminosäuregemische mit Tyrosin
• Muttermilch darf nur verdünnt und kontrolliert gegeben werden
• Lebensmittel nach Phenylalanin-Austauschtabelle auswählen
• Süßstoff Aspartam meiden, da er zu Phenylalanin abgebaut wird
• Ansonsten eine ausgewogene Kost wählen.

Diätetik

9.11 Erkrankungen des Magen-Darm-Traktes

Bei Erkrankungen des Magen-Darm-Traktes leuchtet der direkte Bezug zur Ernährung ein. Es handelt sich ja um den Ort, wo die Nahrungsmittel aufgespalten und über die Darmschleimhaut ins Blut- bzw. Lymphsystem transportiert werden. Die Erkrankungen können unterschiedlichster Natur sein und benötigen daher entsprechende Kostformen.

9.11.1 Zöliakie (Sprue)

Die Zöliakie (bei Säuglingen) oder auch einheimische Sprue (bei Erwachsenen) ist eine Unverträglichkeit gegenüber dem Getreideeiweiß *Gluten.* Das Gluten schädigt die Schleimhaut des Dünndarms, so dass es zu schweren Unterversorgungen mit wichtigen Nährstoffen kommen kann. Fett wird nicht mehr richtig aufgenommen und Durchfälle (Steatorrhö) treten gehäuft auf. Die Zöliakie wird erkannt, wenn der Säugling nach Verzehr des ersten Getreidebreies unter den genannten Beschwerden leidet. Daher sollten glutenhaltige Breie erst nach dem fünften Lebensmonat gefüttert werden. Jetzt ist der Säugling bereits stabilisiert, und falls eine Unverträglichkeit gegen das neue Getreide besteht, lässt sich die Ursache schnell herausfinden. Bei dieser Erkrankung wird ein lebenslanger Verzicht glutenhaltiger Lebensmittel empfohlen, um Veränderungen am Darm vorzubeugen. Dazu ist es wichtig, die betreffenden Lebensmittel zu erkennen.

Getreidesorten, die Gluten enthalten:
• Weizen, Dinkel, Grünkern, Roggen, Gerste, Hafer.

Lebensmittel, die diese Getreidearten enthalten:
• Teigwaren (z.B. Nudeln), Kekse, entsprechende Fertiggerichte, Kleie, Bier, panierte Speisen.

Gegessen werden dürfen:
• Mais, Reis, Hirse, Kastanienmehl, Quinoa, Amaranth
• Diätetische Lebensmittel mit dem Vermerk «glutenfrei» (im Reformhaus erhältlich)
• Milch, Käse, Fleisch, Fisch
• Gemüse, Kartoffeln, Obst, Hülsenfrüchte.

Merke
• Bei einer Zöliakie sollte lebenslang Gluten vermieden werden.

9.11.2 Lactoseintoleranz

Produziert die Dünndarmschleimhaut das Enzym *Lactase* nicht in ausreichender Menge, so kann die Lactose (Milchzucker) nicht gespalten werden. Sie gelangt in den Dickdarm und erzeugt Durchfälle und Blähungen. Ein *angeborener*

Lactasemangel wird als primär bezeichnet und tritt sehr selten auf. Hier fehlt bereits beim Säugling das Enzym. Beim *erworbenen Lactasemangel* wird weniger Enzym im Laufe des Lebens gebildet. Der sekundäre Lactasemangel entsteht, wenn der Verdauungstrakt durch Darmerkrankungen wie z.B. Morbus Crohn geschädigt wird. Die Lactaseproduktion lässt sich meist wieder anregen, wenn kleine Mengen Milchzucker in der Kost enthalten sind.

Insbesondere ungesäuerte Milch und daraus hergestellte Lebensmittel sind reich an Lactose. Wird jedoch die Milch gesäuert, so kann der Milchzucker zur Milchsäure abgebaut werden, die dann besser vertragen wird. Vermutlich bauen auch die geschluckten Milchsäurebakterien der gesäuerten Milch im Darm den restlichen Milchzucker ab. Gut gereifter Hartkäse, wie z.B. Emmentaler enthält keinen Milchzucker und wird daher gut vertragen. Im Lebensmittelhandel wird Milch angeboten, deren Milchzucker aufgespalten wurde, sie schmeckt süßlich.

Tab. 9.3: **Lactosegehalt einiger Lebensmittel**

Lebensmittel	Lactosegehalt g/100g
Vollmilchpulver	35
Kondensmilch	9
Vollmilch 3,5 %	4,5
Joghurt 3,5 %	3
Lactosefreie Milch	0
Gouda	2
Emmentaler	0
Kekse	4,8
Milchschokolade	9,5

Diät:
- Vermeidung großer Mengen von Lactose
- Lactosearme Kost < 8 – 10 g Lactose/Tag bzw. lactosefreie Kost < 1 g Lactose/Tag
- Zutatenliste der Lebensmittel und Medikamente aufmerksam lesen
- Verdauungstrakt an kleine Mengen gewöhnen
- Calciumversorgung sichern, da Osteoporosegefahr.

■ Merke

- Kekse und Kuchen sowie Fertiggerichte enthalten häufig Milchpulver bzw. Molkepulver oder Milchzucker.
- Werden alle Milchprodukte gemieden, ist die Calciumversorgung gefährdet.

9.11.3 Erbrechen

Erbrechen tritt bei unterschiedlichen Erkrankungen und körperlichen Veränderungen (z.B. Schwangerschaft) auf. Gelegentliches Erbrechen wird vom gesunden Körper ohne Probleme verkraftet. Dagegen führt häufiges Erbrechen zu starken Verlusten an Wasser und Elektrolyten (Mineralien). Diese müssen so schnell wie möglich wieder ersetzt werden. Stark gefährdet sind Säuglinge und Senioren.

Diät bei Erbrechen:
- Viel Flüssigkeit (> 3,5 Liter/Tag)
- Kochsalzreich (> 10 g NaCl/Tag)
- Kaliumreich (> 6 g K/Tag)
- Zunächst Flüssigkost
- Flüssig breiige Kost
- Leicht verdauliche Kost
- Stündlich kleine Mahlzeiten
- Immer wieder zum Trinken anregen
- Abwechselnd mal heiße gesalzene Brühe, mal Obstsäfte
- Falls der Flüssigkeitsverlust oral nicht aufgefüllt werden kann, parenterale Zufuhr.

Merke
- Bei häufigem Erbrechen müssen Wasser und Elektrolyte ersetzt werden.

9.11.4 Diarrhö

Diarrhö (Durchfallerkrankungen) haben genau wie das Erbrechen die unterschiedlichsten Ursachen. Auch hier verliert der Körper Wasser und Elektrolyte, außerdem ist die Aufnahme von Nährstoffen gestört. Gelegentliche Durchfälle kann der gesunde, erwachsene Körper im Gegensatz zum Säugling und geschwächten Senioren ausgleichen. Häufige Durchfälle erzeugen jedoch Mangelsituationen, die so schnell wie möglich zu beseitigen sind.

Je nach Schweregrad des Durchfalls lässt sich die Diät in Stufen einteilen:
1. Akutfall:
- Glucose-Elektrolytlösung: Handelspräparate nach WHO-Empfehlung oder
- 3,5 g Kochsalz (Teelöffel) + 1,5 g Kaliumchlorid (1/3 Teelöffel) + 2,5 g Natriumcarbonat (1/2 Teelöffel Backnatron) + 20 g Traubenzucker (2 Esslöffel) gelöst in 1 Liter Wasser oder
- Gesalzene Brühe und Obstsäfte oder gezuckerter Tee und Salzstangen oder
- Teefasten: 1 – 2 Tage nur 2 – 3 Liter schwarzen Tee.

2. Schleimkost:
- Haferschleim, Reisschleim, Karottensuppe
- Geriebener Rohapfel mit Schale (Pektin quillt besser auf).

3. Kostaufbau:
- Lactose- und fettarmes Eiweiß (Magerquark, Geflügel) ballaststoffarme Kohlenhydrate (Teigwaren, Weißbrot, Salzstangen, Karotten, Spinat) wenig leichtverdauliches unerhitztes Fett (Butter, Diätmargarine).

4. Übergang zur normalen Kost:
- Leichte Vollkost
- Bei Fettstühlen (Steatorrhö) MCT-Fette
- Bei andauernden Unverträglichkeiten entsprechende Lebensmittel meiden.

9.11.5 Obstipation (Darmträgheit)

Obstipation (Darmträgheit, Verstopfung) ist hier zu Lande weit verbreitet. Eine chronische Verstopfung liegt vor, wenn länger als drei Monate lang der Stuhl häufig hart ist und der Patient stark pressen muss oder er das Gefühl hat, er kann den Darm nicht richtig entleeren. Durch den harten Kot können Divertikel (Ausstülpungen der Darmschleimhaut) und Hämorrhoidal-Leiden entstehen. Allerdings muss eine übertriebene Angst vor Verstopfung bei den Patienten vermieden werden. Gelegentlich befürchten die Betroffenen durch eine längere Verweildauer des Stuhls im Darm schädliche Auswirkungen bis hin zu einer Selbstvergiftung oder Gewichtszunahme. Das ist unbegründet und führt leicht zu einem Abführmittelmissbrauch, der wiederum eine wirkliche Darmträgheit fördert.

Mögliche Ursachen der Obstipation:
- Ballaststoffarme Kost
- Schokolade, Käse, schwarzer Tee, Pfefferminztee
- Zu geringe Flüssigkeitszufuhr
- Verminderte Nahrungszufuhr
- Bewegungsmangel
- Stuhldrang wird nicht registriert oder unterdrückt
- Stress, unregelmäßiger Tagesrhythmus
- Medikamente
- Erkrankungen.

Wenn die Ursachen der Verstopfung weder auf Medikamente noch auf Erkrankungen zurückzuführen sind, sollte die Kost langsam umgestellt werden:
- Schrittweise ballaststoffreiche Lebensmittel einfügen, leicht verdauliches Gemüse, geschrotetes Vollkornbrot, Apfel mit Schale etc.
- Ausprobieren: Jogurt, Buttermilch, Sauerkraut, Dörrpflaumen, Leinsamen, Kleie, Flohsamen, Lactulose
- Viel trinken, besonders Kleie und Flohsamen benötigen Quellflüssigkeit
- Darm zur Regelmäßigkeit «erziehen»
- Ausreichend bewegen und entspannen.

* Reichlich Ballaststoffe in Verbindung mit Flüssigkeit fördern die Verdauung.

9.11.6 Divertikulose, Divertikulitis

Divertikel entstehen, wenn die Schleimhaut des Darms die Muskelschicht durchbricht und dabei kleine, sackförmige Ausstülpungen bildet. Es besteht ein eindeutiger Zusammenhang zwischen einer ballaststoffarmen Ernährung und der Divertikulose. Entzünden sich Divertikel, handelt es sich um eine Divertikulitis, die mit Fieber und Schmerzen verbunden ist, möglicherweise bilden sich Abszesse. In dieser Situation muss der Darm zunächst ruhig gestellt werden.

* Eine Kost mit reichlich Ballaststoffen verhindert die Divertikelbildung und beugt der Divertikulitis vor.

Ernährung bei Divertikulose:
* Lebensmitteln mit Ballaststoffen bevorzugen
* Grobe Weizen-Kleie (> 1 mm) mit viel Flüssigkeit aufnehmen
* Viel trinken
* Wenn nötig, Übergewicht abbauen.

Diät bei akuter Divertikulitis:
* Parenterale Kost
* Sondenkost ohne Ballaststoffe
* Kostaufbau: 1. Flüssigkost, 2. flüssig-breiige Kost, 3. leichte Vollkost, 4. ballaststoffreiche Kost.

9.11.7 Colitis ulcerosa

Bei der Colitis ulcerosa entzündet sich die Kolonschleimhaut, Geschwüre können entstehen. Eindeutige Ursachen sind bisher nicht nachgewiesen. Immunreaktionen gegen Nahrungsmittel treten zwar auf, jedoch bleibt ungewiss, was das für den Krankheitsverlauf bedeutet. Je nach Ausmaß und Ort der Erkrankung leidet der Patient an Anämie, Eiweiß-, Mineralstoff- und Wassermangel. Der Wassermangel kann Nierensteine begünstigen.

Diät bei akuter Colitis ulcerosa:
* Nährstoffmangel mit parenteraler Ernährung ausgleichen
* Ballaststofffreie Formeldiät (Elementardiät)
* Flüssigkost
* Leichte Vollkost, reichlich trinken
* Auf Lebensmittel, die nicht vertragen werden, verzichten.

Diätetik

9.11.8 Morbus Crohn

Morbus Crohn wird auch als *Enteritis regionalis* bezeichnet. Es handelt sich hierbei um Entzündungen mit Zellveränderungen, die den gesamten Verdauungstrakt betreffen können. Genau wie bei der Colitis ulcerosa sind die Ursachen dieser Erkrankung nicht bekannt. Die Patienten leiden teilweise an Appetitmangel, einer gestörten Aufnahme von Nährstoffen und einem erhöhten Bedarf. Daraus folgen Unterversorgung an Energie, Eiweiß, Eisen, Zink, Calcium und den Vitaminen B_{12}, A, D sowie Folsäure. Häufig bilden sich Stenosen (Verengungen) im Verdauungstrakt. Dann muss die Nahrung ballaststoffarm sein. Wird Fett mit dem Stuhl (Steatorrhö) ausgeschieden, so wird eine fettarme aber eiweißreiche Kost empfohlen. Benötigt der Patient dringend Energie, dann eignen sich MCT-Fette (☞ 2.3).

Diät bei Morbus Crohn:
- Nährstoffmangel mit parenteraler Ernährung ausgleichen
- Ballaststofffreie Formeldiät (Elementardiät), besonders bei Kindern
- Leichte Vollkost
- Lebensmittel, die nicht vertragen werden, ausschließen
- Wenig Ballaststoffe bei Stenosen
- Bei Steatorrhö wenig Fett, eher MCT-Fette
- Bei Lactasemangel wenig oder gar kein Milchzucker
- Nährstoffe nach Bedarf ergänzen (Calcium, Magnesium, Eisen, Zink, Vitamin A, D, B_{12}, Folsäure).

Merke
- Bei Colitis ulcerosa und Morbus Crohn Nährstoffmangel ausgleichen und leichte Vollkost bevorzugen.

9.11.9 Pankreatitis

Die akute Pankreatitis (Entzündung der Bauchspeicheldrüse) entsteht durch eine Fehlsteuerung der Verdauungsenzyme. Sie greifen das Organ an und führen zu einer Selbstverdauung. Daher muss die Bauchspeicheldrüse bei einer schweren Entzündung zunächst ruhig gestellt und darf nicht durch Nahrungsaufnahme stimuliert werden. Das wird durch totalen Verzicht auf orale Nahrungs- und Flüssigkeitsaufnahme erreicht. Die weitere Diät für Patienten mit einer akuten Pankreatitis erfolgt in einzelnen Stufen. Der Zeitraum, in dem die jeweilige Stufe beibehalten wird, richtet sich nach dem Verlauf der Krankheit (Amylase-, Lipasewert im Serum) mit seinen typischen Schmerzen. Ist die Krankheit ausgeheilt, normalisiert sich die Verdauung. Werden Gallensteine oder Alkoholmissbrauch als Ursache vermutet, muss das berücksichtigt werden.

Der Kostaufbau nach schwerer, akuter Pankreatitis erfolgt schrittweise:
1. Nahrungs- und Flüssigkeitskarenz; parenterale Ernährung, Sonde ins Jejunum

2. Ungesüßter Tee
3. Gesüßter Tee
4. Breie aus leicht verdaulichen Kohlenhydraten und Wasser, Weißbrot und Marmelade
5. Kohlenhydrat-Eiweißkost, Magerquark, mageres Geflügelfleisch, Reis, Kartoffeln, Brot
6. Zulage von kleinen Portionen Fett, bei Gallensteinen keine Butter
7. Vollwertige Kost, Alkoholverbot!

Bei der chronischen Pankreatitis geht langsam Gewebe zu Grunde, dabei kann die exogene (Verdauungsenzyme) und endokrine (Insulin, Glukagon) Funktion eingestellt werden (Pankreasinsuffizienz). Regelmäßiger Konsum größerer Mengen Alkohol (> 50 g) kann zu einer chronischen Pankreatitis führen, wobei für empfindliche Patienten bereits 20 g Alkohol (200 ml Wein) pro Tag ausreichen können. Auch chronische Gallenwegsinfektionen gelten als Ursache. Als Symptome treten Oberbauchschmerzen, Durchfall, Blähungen, Steatorrhö und Gewichtsverluste auf. Schreitet die chronische Pankreatitis fort, entsteht ein insulinpflichtiger Diabetes mellitus (☞ 9.6).

Diätetische Maßnahmen je nach Schweregrad der Pankreatitis:
• Alkoholverzicht
• 5 – 6 kleine Mahlzeiten, Ersatz der Pankreasenzyme
• Bei Steatorrhö weniger Fett, eher MCT-Fette, fettlösliche Vitamine ersetzen
• Wenn nötig Formuladiät
• Leichte Vollkost
• Bei Insulinmangel Diabetes Diät: Vorsicht Gefahr der Hypoglykämie, da Glukagonmangel!

Merke
• Ein Patient mit schwerer, akuter Pankreatitis darf zunächst weder essen noch trinken.
• Alkohol ist bei einer Pankreatitis verboten.

9.11.10 Mukoviscidose

Bei der angeborenen Mukoviscidose produzieren die exokrinen Drüsen (Pankreas, Dünndarm-, Bronchial-, Schweißdrüsen) veränderte Sekrete, die zu Organschäden und Fehlfunktionen führen. Die Bauchspeicheldrüse kann bis hin zu einer Insuffizienz beeinträchtigt werden. Somit fehlen die Enzyme der Bauchspeicheldrüse und die Kinder leiden an schweren Mangelsituationen zumal der Energiebedarf durch die Krankheit um etwa 35 % erhöht ist. Die Zufuhr von Pankreasenzymen ermöglicht die Aufnahme von essenziellen Fettsäuren. Wird das Fett auf Kosten der Kohlenhydrate erhöht, fällt weniger Kohlendioxid an, was die Lunge entlasten kann.

Diätprinzip bei Mukoviscidose je nach Schwere der Krankheit:
- Bei geringer Einschränkung möglichst fettreiche, vollwertige Mischkost
- Häufig kleine Mahlzeiten
- Ersatz der Pankreasenzyme, bei verringerter Gallensäure MCT-Fette
- Mangel ausgleichen (Kalorien, Eiweiß, Kochsalz, Kalium, Calcium, Zink, Vitamine, Flüssigkeit)
- Sondenkost
- Infusionen.

9.11.11 Fettleber

Bei einer Fettleber sind mehr als die Hälfte der Leberzellen «verfettet». Ursache ist häufig ein regelmäßiger Alkoholkonsum, der die Fettsäureverbrennung vermindert und die Synthese von Triglyceriden steigert. Auch ein Eiweißmangel oder eine Vergiftung können zu einer Fettleber führen. Eine Mastfettleber entsteht bei einer Überernährung insbesondere mit isolierten Kohlenhydraten (Zucker), von ihr sind auch übergewichtige Diabetiker betroffen. Eine Fettleber kann sich wieder zurückbilden, wenn die Ursache behoben wird. Sie kann jedoch auch in eine Fibrose oder irreversible Zirrhose übergehen.

Empfehlung:
- Schädigende Substanzen meiden, vor allem Alkohol!
- Übergewicht abbauen
- Kohlenhydrate, insbesondere Zucker, reduzieren
- Vollwertige Mischkost, bei Beschwerden leichte Vollkost.

9.11.12 Leberzirrhose

Ursachen für den Zelluntergang bei einer Leberzirrhose könnten sein: chronische Hepatitis, Leberschäden durch Gifte wie z.B. Alkohol oder chronische Entzündungen der Gallengänge. Vermutlich kann auch eine Mastfettleber zu einer Zirrhose führen. Die Zirrhose führt zu Übelkeit, Oberbauchschmerzen und allgemeinem Krankheitsgefühl. Aszites (Bauchwassersucht), Ödeme, Bluthochdruck und Ösophagusvarizen (Erweiterungen der Gefäße, die leicht reißen) können folgen. Patienten mit chronischen Lebererkrankungen leiden häufig an einer Unterernährung mit Energie- und Nährstoffmangel; der Energie- und Eiweißbedarf kann erhöht sein. Die Ernährung muss ausgerichtet sein:
- Schädigende Substanzen meiden, z.B. Alkohol
- Bei Wassereinlagerungen: natriumarm (3 g Kochsalz/Tag), eventuell Flüssigkeit einschränken
- Energieverbrauch decken: 30 – 40 kcal/kg KGW pro Tag
- Mahlzeiten gleichmäßig auf den Tag verteilen, besonders bei Ösophagusvarizen
- Nährstoffdefizit decken
- Leichte Vollkost.

9.11.13 Leberinsuffizienz

Bei einer Leberinsuffizienz wird Eiweiß nicht mehr richtig abgebaut, wodurch der Ammoniakspiegel steigt. Schwere Störungen des Zentralnervensystems bis hin zum Koma können folgen. Diät bei Leberinsuffizienz:
- Im Koma: parenterale Ernährung – geringe Mengen verzweigt kettiger Aminosäuren
- Eventuell orale Zufuhr verzweigt kettiger Aminosäuren (Valin, Leucin, Isoleucin)
- Wenig Eiweiß 25 g/Tag bzw. 0,35 – 0,4 g/kg KGW, nach etwa 3 Tagen 10 g Eiweißzulage, eher Milchprodukte und pflanzliches Eiweiß, reich an Ballaststoffen, Lactulose
- Eiweiß < 0,8 g/kg Körpergewicht/Tag.

Ansonsten eignet sich für Lebererkrankungen die leichte Vollkost, wobei häufig der Alkoholkonsum verboten oder eingeschränkt wird.

> **Merke**
> - Bei Lebererkrankungen müssen alkoholische Getränke meist gemieden werden.

9.11.14 Gallensteine

Gallensteine gehören zu den ernährungsbedingten Erkrankungen. Sie werden durch eine Kost reich an Kalorien, Fett, Eiweiß und Cholesterin und arm an Ballaststoffen gefördert; können jedoch auch bei strengem Fasten auftreten. Hormonelle Einflusse z.B. Östrogene begünstigen das Auskristallisieren von Cholesterin in der Gallenflüssigkeit.

Diät bei Gallensteinen:
- Übergewicht langsam abbauen
- Wenig Fett, Eierspeisen und Schlagsahne (Cholesterin)
- 5 – 6 kleine Mahlzeiten am Tag.

> **Merke**
> - Menschen mit Gallensteinen sollten tierische Lebensmittel mit viel Fett und Cholesterin meiden.

9.11.15 Magenresektion

Bei unterschiedlichen Magenerkrankungen werden einzelne Teile (z.B. Magenteilresektion nach Billroth I und II) oder der gesamte Magen entfernt. Normalerweise speichert der Magen den Speisebrei und gibt ihn dann in kleinen Portionen weiter an den Dünndarm. Fehlt dieser Speicher, so gelangt der Brei sofort in den Dünndarm. Das kann Beschwerden verursachen, die als «Dumping-Syndrom» bezeichnet werden. Es wird unterschieden zwischen *Frühdumping,* das sofort auftritt, und dem *Spätdumping,* etwa 1 – 2 Stunden nach dem Essen. Beim Frühdumping fühlt sich der Patient schwach und schwindelig, er schwitzt und verspürt Schmerzen im Oberbauch. Diese Symptome werden durch die Dehnung des Dünndarms und den Wassereinstrom aus den Gefäßen ins Darmlumen hervorgerufen. Das Spätdumping wird durch den raschen Abfall des Blutzuckers hervorgerufen und äußert sich in Schwitzen, Konzentrationsschwäche und Müdigkeit. Magenresektionen erschweren die Ausnutzung der Nährstoffe. Relativ häufig treten Milchzuckerunverträglichkeiten auf.

Diät nach Magenresektion:
• Viele kleine Mahlzeiten (6 – 10), eventuell liegend essen
• Isolierte Zucker meiden, Ballaststoffe bevorzugen, Pektin bzw. Guar den Mahlzeiten zusetzen
• Bei Unterernährung hohe Energiedichte
• Bei gestörter Fettverdauung MCT-Fette
• Bei Lactasemangel Milchzucker meiden
• Bei hohen Gewichtsverlusten Formeldiäten
• Möglichen Mangel an Vitamin C, Folsäure, Zink, Eisen, Vitamin D und Calcium ausgleichen
• Vitamin B_{12} bei fehlendem Intrinsic-Faktor parenteral zuführen
• Übergehen in leichte Vollkost.

9.11.16 Darmresektion

Nach Entfernung von krankhaft veränderten Darmabschnitten besitzt der Darm auf Grund seiner sehr großen Fläche die Fähigkeit, den Verlust relativ gut auszugleichen. Hat der Speisebrei nur wenig Kontakt mit der Schleimhaut im oberen Dünndarm, werden Sekrete der Gallenblase und Bauchspeicheldrüse nicht ausreichend gebildet. Das wiederum führt zu Störungen der Fett- und Eiweißverdauung. Fehlen große Teile des Dünn- und Dickdarms, so werden Nährstoffe, Wasser und Gallensäure nicht mehr ausreichend resorbiert, schwere Durchfälle sind die Folge. Der Mangel an Gallensäuren mit Steathorrö begünstigt die Aufnahme von Oxalsäure, was wiederum Nierensteine fördert. Auf eine ausreichende Urinmenge von etwa 1 Liter pro Tag ist zu achten.

Diätetische Maßnahmen nach Dünndarmresektion:
• Bei zu geringer Dünndarmfläche und nach Operation parenterale Ernährung
• Bei Mangelversorgung Formeldiät mit Proteinen (schützen growth factor vor Pankreasenzymen)
• Bei gestörter Fettverdauung MCT-Fette
• Fehlen Enzyme der Dünndarmschleimhaut: Zucker meiden z.B. Lactose
• Normale Kost bzw. leichte Vollkost
• Keine Flüssigkeit zur Mahlzeit trinken, damit die Passage langsam erfolgt
• Verluste an Mineralstoffen und Vitaminen ausgleichen.

Diätetische Maßnahmen nach Dickdarmresektion:
- Starke Wasserverluste ausgleichen, Natriumverluste ausgleichen
- 150 g Glucose/Tag kann Wasserverlust reduzieren
- Bei Lactasemangel Milchzucker meiden, besonders bei Stoma (Haut reagiert empfindlich)
- Leichte Vollkost, ballaststoffreich z.B. Flohsamen, Möhren, Kartoffeln
- Bei Stomaanlage faserige Lebensmittel, wie Spargel meiden.

Merke

- Sind mehr als 50 % des Dünndarms eines Erwachsenen intakt, ist eine normale Kost möglich. Erst bei größeren Ausfällen treten Versorgungslücken auf.

9.11.17 Leichte Vollkost bei Magen-Darm-Erkrankungen

Die leichte Vollkost wird bei den meisten Erkrankungen des Magen-Darm-Traktes, der Leber und Bauchspeicheldrüse empfohlen, die nicht eine spezielle Diät benötigen. Früher wurden organbezogene Schonkostformen verordnet. Sie stellten die Organe ruhig und waren sehr einseitig. Der Körper wurde nicht mehr ausreichend mit Nährstoffen versorgt und es resultierten Unterversorgungen. Die erhoffte Heilwirkung blieb aus. Die neuen Diät-Prinzipien verfolgen eine andere Strategie: Die Organe sollen sobald wie möglich arbeiten, außerdem werden alle Nährstoffe möglichst schnell verabreicht und sei es als Zusätze. Die leichte Vollkost eignet sich bei funktionellen Magenbeschwerden, Reizdarm mit Blähungen, Sodbrennen, chronischer Magen-Schleimhautentzündung, Magen- und Zwölffingerdarmgeschwüren, chronischer Leberentzündung, Leberzirrhose, Gallenerkrankungen, chronischer Pankreatitis, Morbus Crohn, Colitis ulcerosa.

Die leichte Vollkost ist so vollwertig wie möglich und lässt lediglich die Lebensmittel weg, die erfahrungsgemäß Unverträglichkeiten auslösen. Tipps für die Praxis:
- Regelmäßig, mehrere kleine Portionen verzehren
- Gut kauen, langsam in Ruhe essen
- Weder zu heiß, noch zu kalt trinken und essen
- Lebensmittel in kleinen Portionen auf ihre Bekömmlichkeit austesten
- Fettreiche Zubereitungen, wie Paniertes und Frittiertes meiden, bevorzugt dünsten, dämpfen, grillen oder in der Mikrowelle garen
- Wenig Süßigkeiten und alkoholische Getränke
- Bei Sodbrennen nach dem Essen nicht hinlegen.

Entsprechend der Erkrankung muss besonders beachtet werden:
- Bei Sodbrennnen und Magenerkrankungen mit Übersäuerung (Hyperacidität), wie Magengeschwüren (Ulcus ventriculi), werden säurefördernde Stoffe gemieden. Dazu gehören: Röststoffe im Kaffee und scharf gebratene Lebensmittel, alkoholische Getränke, Zucker, eventuell Gewürze, wie Knoblauch, Paprika und Meerrettich.

- Liegen Störungen der Galle und Bauchspeicheldrüse vor, wird eine besonders fettarme Kost empfohlen.
- Leidet der Patient an Erkrankungen der Leber oder der Bauchspeicheldrüse, so sind alkoholische Getränke in der Regel verboten.

Testfragen: Erkrankungen des Magen-Darm-Traktes

1. Welche Getreidesorten müssen bei einer Zöliakie gemieden werden?
2. Welche Lebensmittel werden bei einer Lactoseintoleranz schlecht vertragen?
3. Welche beiden Nährstoffe innerhalb einer vollwertigen Kost sind besonders wirksam gegen Verstopfung?
4. Wie werden starke Nährstoffdefizite nach akuten Schüben von Colitis ulcerosa und Morbus Crohn wieder ausgeglichen?
5. Wann werden MCT-Fette verwendet?
6. Kann ein Patient, dem große Teile des Magens entfernt wurden, wieder eine normale Kost erhalten?
7. Für welche Erkrankungen wurde die leichte Vollkost entwickelt?
8. Welches Prinzip verfolgt die leichte Vollkost?

9.12 Osteoporose

Die Osteoporose ist eine Erkrankung des Skelettsystems mit Verlust bzw. Verminderung der Knochensubstanz und Knochenstruktur. Knochenbrüche können folgen. Besonders betroffen sind die Wirbelkörper im Brust- und Lendenbereich. Sie verformen sich und dabei entsteht eine gebeugte Haltung. Diese Vorgänge sind für die Betroffenen sehr schmerzhaft. Als Ursache werden verschiedene Faktoren verantwortlich gemacht. Eine Hauptrolle spielt das Calcium, das als wichtiger Bestandteil der Knochen für Stabilität sorgt. In seltenen Fällen liegt eine Schilddrüsenfehlfunktion vor. Wesentlich häufiger sind folgende Risikofaktoren:
- Erbanlage
- Alter
- Hormonmangel (Östrogen, Testosteron)
- Nebenwirkung von Medikamenten (Kortison)
- Bewegungsmangel
- Unausgewogene Ernährung
- Genussmittel (Tabak, Alkohol).

Da die Osteoporose besonders häufig bei Frauen nach den Wechseljahren auftritt, wurde der Einfluss des Östrogens auf die Knochensubstanz erkannt. Neuere Studien zeigten, dass bei rauchenden Frauen der Östrogengehalt absinkt und dadurch die Knochen entkalken. Die Ernährung spielt bei der Osteoporose eine bedeutende Rolle, denn das wichtigste Mineral der Knochen ist das Calcium. Damit das Calcium gut aufgenommen und eingelagert wird, benötigt der Körper Vitamin D. Vitamin D ist in der Nahrung enthalten, es kann aber auch in der Haut gebildet werden, wenn sie von der Sonne beschienen wird. Dazu reichen die Strahlen selbst bei bedecktem Himmel aus. Allerdings sollten wenigstens Gesicht und Hände unbedeckt sein. Wird viel Alkohol getrunken, so wird unter anderem weniger Vitamin D gebildet. Daher gilt reichlicher Genuss von Alkohol als ein Risikofaktor. Kaffee kann die Ausscheidung von Calcium und Magnesium fördern. Hohe Aufnahmen von Kochsalz (NaCl) führen ebenfalls zu gesteigerten Calciumverlusten über die Niere.

Prophylaxe: Es ist sinnvoll, bereits in der Jugend einer möglichen Osteoporose vorzubeugen. Denn besonders in der Wachstumsphase müssen die Knochen ausreichend mineralisiert werden. Neben dem Säuglingsalter wird besonders in der Pubertät reichlich Knochenmasse aufgebaut. Mit etwa 30 Jahren ist die maximale Knochendichte erreicht. Ab dem 4. Lebensjahrzehnt wird sie mehr oder weniger stark reduziert. Damit die Knochen stabil bleiben, muss bis ins hohe Alter ausreichend Calcium und Vitamin D aufgenommen werden. Die Rolle des Phosphats wird unterschiedlich diskutiert, da jedoch zuviel Eiweiß die Calciumverluste erhöht, wird weiterhin empfohlen die calciumreichen Lebensmittel zu bevorzugen.

Empfehlungen bei Osteoporose:
- Calciumreiche Lebensmittel bevorzugen: z.B. täglich 1/2 Liter fettarme Milch und 2 Scheiben Käse zu 30 g
- Calciumreiche Mineralwässer (> 150 mg Calcium/Liter) bevorzugen
- Öfter Fisch essen, da er Vitamin D enthält
- Sparsam salzen, da mit Natrium auch Calcium ausgeschieden wird
- Nicht zu viel Kaffee trinken, er erhöht die Calciumausscheidung
- Nicht zu viel schwarzen Tee trinken, da er die Calciumaufnahme behindert
- Phosphat- und eiweißreiche Lebensmittel, wie Fleisch, Wurstwaren und Schmelzkäse meiden
- Wenig Alkohol trinken
- Rauchen einstellen
- Reichlich Bewegung.

> **Merke**
> - Bei Neigung zu Osteoporose auf eine calciumreiche Kost und Vitamin D achten.

Testfrage: Osteoporose
1. Wie kann bereits in der Jugend einer Osteoporose vorgebeugt werden?

Tab. 9.5: **Gehalt von Calcium, Phosphat und Eiweiß einiger Lebensmittel**

Lebensmittel	Calcium mg/100g	Phosphat mg/100g	Eiweiß mg/100g
Vollmilch 3,5 %	120	102	3
Buttermilch	110	90	3
Doppelrahmfrischkäse	80	137	11
Speisequark 20 %	85	165	12
Emmentaler	1 029	627	30
Schmelzkäse 45 %	547	944	14
Rindfleisch	4	194	21
Schinken geräuchert	10	207	17
Ölsardinen	330	434	24
Brokkoli, gekocht	87	65	3
Grünkohl, roh	212	87	4
Cola-Getränke	4	15	0

Nach: Elmadfa, I. u. a.: Die große GU Nährwert-Tabelle, München 2000/01

9.13 Erkrankungen der Niere

Lernziel

• Erkennen, wie Essen und Trinken an den Funktionszustand der Niere angepasst werden können.

Die unterschiedlichen Nierenerkrankungen wirken sich insbesondere auf die
Ausscheidung von Wasser, Eiweiß und Mineralien aus. Die Diät wird an die gestörte Nierentätigkeit sowie die entsprechende Therapie angepasst. Eine besondere Rolle spielt die Trinkmenge. So gibt es Situationen, in denen sehr viel getrunken werden muss und wiederum Phasen, in denen nur sehr wenig getrunken
werden darf. Das belastet den Patienten und er benötigt die Unterstützung der
Pflegenden.

• Bei eingeschränkter Trinkmenge: Getränke bevorzugen, die Nährstoffe ent-
halten (z.B. Säfte, Suppen)
• Sparsam salzen, denn je salziger, desto größer der Durst
• Nur bei Durst trinken
• Kleine Gefäße bevorzugen
• Nicht zum Essen trinken
• Mund mit Wasser ausspülen
• Kaugummi kauen oder zuckerfreie Erfrischungsbonbons lutschen.

Tipps zur reichlichen Flüssigkeitsaufnahme:
- Getränke stets in Sicht- und Reichweite stellen
- Getränke abwechseln
- Viele wasserreiche Lebensmittel, wie Gemüse und Obst, verzehren
- Getränke nicht zu heiß oder kalt anbieten
- Große Trinkgefäße verwenden.

Merke

- Die Flüssigkeitsaufnahme spielt bei Nierenerkrankungen eine wichtige Rolle.

9.13.1 Akute Glomerulonephritis

Bei der akuten Glomerulonephritis sind die Nierenkörperchen entzündet. Die Entzündungen werden hauptsächlich durch Toxine von Streptokokken (Angina, Scharlach) ausgelöst. Als Symptome werden Ödeme, Bluthochdruck sowie Eiweiß- und Blutausscheidung beobachtet. Wassereinlagerungen können durch rasche Gewichtszunahmen erkannt werden.

Diät bei Glomerulonephritis:
- Bei erhöhten harnpflichtigen Substanzen im Blut: 10 Tage streng eiweißarm, streng natriumarm < 1 g Kochsalz/Tag und hochkalorisch
- Natriumarm 3 – 4 g Kochsalz/Tag
- Mäßig eiweißarm etwa 40 g Eiweiß/Tag
- Flüssigkeit nach Bilanz: erlaubte Flüssigkeit in ml = Harnmenge (ml) des Vortages + 500 ml
- Normale Kost nach der Ausheilung.

9.13.2 Chronische Glomerulonephritis

Chronische Entzündungen können die Funktionseinheiten der Niere so stark schädigen, dass eine Niereninsuffizienz entsteht. Als Ursache wird eine fehlgeleitete Abwehrreaktion angenommen. Inwieweit eine eiweißreiche Ernährung diese Fehlreaktion fördert, konnte bisher nicht geklärt werden. Allerdings wird das Fortschreiten der Erkrankung durch eine eiweißarme Ernährung gestoppt. Die chronische Glomerulonephritis lässt sich je nach Verlaufsform in die *vasculäre* Verlaufsform mit Blutdruckerhöhung und die *nephrotische* Verlaufsform mit hohen Eiweißverlusten unterteilen. Nach der Verlaufsform richten sich auch die diätetischen Maßnahmen.
Bei der *vasculären* Verlaufsform steht die Hypertonie im Vordergrund. Die Diätempfehlung lautet:
- Natriumarm 3 bzw. mäßig natriumarm 5 g Kochsalz/Tag
- Bei Übergewicht Gewicht reduzieren
- Eiweiß einschränken, vegetarische Kost.

Diät bei der *nephrotischen* Verlaufsform:
• Eiweiß einschränken, vegetarische Kost
• Bei starkem Eiweißverlust mit Ödemen Diät für nephrotisches Syndrom (☞ 9.13.5).

9.13.3 Interstitielle Nephritiden

Die interstitiellen Nephritiden werden durch bakterielle Entzündungen (Pyelonephritis), Schäden durch Arzneimittel (Schmerzmittelmissbrauch) oder toxische Stoffe (Schwermetalle) und Harnsäureablagerungen (Gicht) hervorgerufen. Hier entzündet sich das Nierenzwischengewebe und das Nierenhohlsystem. Als wichtigste Maßnahme muss auf eine *reichliche Flüssigkeitszufuhr* geachtet werden.

Diät bei interstitiellen Nephritiden:
• Mindestens 1,5 – 2 Liter Getränke/Tag
• Bei Harnsäureschäden purinarm, also Fleisch und Wurst meiden
• Bei Hypertonie natriumarm, kaliumreich.

9.13.4 Diabetische Nephropathie

Hierbei handelt es sich um die Folgen eines schlecht behandelten Diabetes mellitus (☞ 9.6). Dabei werden die Gefäße geschädigt und die Nierenkörperchen veröden. Das führt zu Eiweißverlusten mit dem Urin, bis hin zum nephrotischem Syndrom und zur chronischen Niereninsuffizienz. In den Anfangsstadien wird durch eine geeignete Kost das Fortschreiten der Erkrankung verhindert. Geht die Nierenfunktion weiter zurück, erfolgt eine Diät entsprechend der Niereninsuffizienz unter Berücksichtigung des Diabetes mellitus.

Diät bei diabetischer Nephropathie:
• Gute Blutzuckereinstellung mit angepasster Ernährung
• 0,8 g Eiweiß/kg KGW/Tag
• Natriumarm.

9.13.5 Nephrotisches Syndrom

Das nephrotische Syndrom ist eine Erscheinung, die durch unterschiedliche Krankheiten hervorgerufen wird. Es resultiert z.B. aus einer chronischen Glomerulonephritis oder aus interstitiellen Nephritiden. Bei dem Syndrom treten Eiweißverluste (> 4 g/Tag) und bei Albuminmangel Wassereinlagerungen (Ödeme) auf. Häufig gesellt sich dazu eine Hyperlipoproteinämie mit erhöhtem Gesamtcholesterin und Anstieg der Triglyceride. Sie muss ebenfalls diätetisch behandelt werden, damit keine Gefäßschäden entstehen.

Diät bei nephrotischem Syndrom:
• Fettarme vegetarische Ernährung
• Nur soviel Eiweiß wie nötig
• Natriumarm
• Flüssigkeit bilanzieren
• Wenig Zucker (Triglyceride).

9.13.6 Chronische Niereninsuffizienz

Die chronische Niereninsuffizienz entwickelt sich häufig aus der chronischen Glomerulonephritis, den interstitiellen Nephritiden oder den diabetischen Nephropathien. Je stärker das Nierengewebe geschädigt ist, desto schlechter werden die harnpflichtigen Substanzen ausgeschieden. Die Niereninsuffizienz wird danach beurteilt, inwieweit die Niere ihre Aufgabe erfüllen kann. Als Maß für die Nierenfunktion gelten die Mengen an Harnstoff, Harnsäure und Kreatinin im Blut und der Eiweißgehalt im Harn.

Die Niereninsuffizienz kann in Stadien eingeteilt werden. Im ersten Stadium, der «vollen Kompensation» kann die bereits stark geschädigte Niere noch ausreichend harnpflichtige Substanzen ausscheiden. Im Stadium der «kompensierten Retention» steigen Harnstoff- und Kreatininkonzentration im Blutserum an, jedoch werden noch keine Vergiftungserscheinungen bemerkt. Im Stadium der «fortgeschrittenen Niereninsuffizienz» leidet der Patient unter Beschwerden des Verdauungstraktes mit Appetitmangel und Übelkeit. Reichern sich giftige Stoffwechselprodukte an, so können sie die Schleimhaut des Magen-Darm-Traktes und das Zentralnervensystem schädigen. Im Stadium der «Urämie» sind die Nieren nicht mehr in der Lage, giftige Stoffe auszuscheiden. Eine künstliche Niere (Dialyse) oder eine Nierentransplantation müssen folgen.

Tab. 9.6: **Stadien der Niereninsuffizienz**

Stadien	Kreatinin im Serum mg/dl	Eiweißzufuhr g/kg Körpergewicht	Kalium g/Tag
Leichte Niereninsuffizienz (volle Kompensation)	< 2	0,8	2 – 4
Mäßige Niereninsuffizienz (kompensierte Retention)	2 bis < 6	0,5 – 0,6	2 – 4
Fortgeschrittene Niereninsuffizienz (Präurämie)	6 bis < 12	0,3 – 0,4	2
Dekompensierte Niereninsuffizienz (Urämie)	> 12	1,1 – 1,5	1,5 – 2

Nach: Kluthe, R., Quirin, H.: Abwechslungsreiche Diät für Nierenkranke, Stuttgart 2002, S.16

Ernährung: Die Ernährung soll die Bildung von harnpflichtigen Substanzen und Giften verringern, Mangelsituationen vermeiden und das Fortschreiten der Nierenerkrankung und ihrer Folgekrankheiten aufhalten. Bereits in den ersten Stadien kann die Niere entlasten werden, wenn weniger Eiweiß verzehrt wird. Pflanzliches Eiweiß scheint für die Niere schonender zu sein als tierisches. Ein Eiweißmangel sollte allerdings auch vermieden werden. Je schlechter die Nierenfunktion, desto stärker die Eiweißbeschränkung. Dieses Eiweiß muss nun eine hohe biologische Wertigkeit besitzen, damit es gut in körpereigenes Eiweiß umgebaut werden kann (☞ 2.2). Bewährt hat sich die *Kartoffel-Ei-Diät,* hier erhält der Patient das Eiweiß hauptsächlich über Kartoffeln und Ei. Der tägliche Bedarf wird mit 600 g Kartoffeln und einem Hühnerei sowie geringen Zulagen von Milchprodukten gedeckt. Die anderen Lebensmittel sollen reichlich Kohlenhydrate und Fett aber kaum Eiweiß liefern. Hierfür stehen spezielle diätetische eiweißreduzierte Produkte (Brot, Mehl oder Teigwaren) zur Verfügung. Ebenso eignet sich die so genannte «Schwedendiät». Sie besteht aus einer eiweißarmen Kost, die durch essenzielle Aminosäuren in Tablettenform ergänzt wird. Auch hier liefern hauptsächlich Kohlenhydrate und Fette die Energie.

Da mit fortgeschrittener Niereninsuffizienz immer weniger Wasser ausgeschieden wird, muss die Trinkmenge angepasst werden. Ansonsten können Hirn- und Lungenödeme folgen.

Diät bei chronischer Niereninsuffizienz:
- Eiweiß reduzieren, zunächst vegetarische Kost, 0,8 g Eiweiß/kg KGW
- In fortgeschrittenem Stadium 0,4 g Eiweiß mit hoher biologischer Wertigkeit/ kg KGW pro Tag; z.B. Kartoffel-Ei-Diät oder Schwedendiät
- Ausreichend Energie 35 kcal/kg KGW/Tag hauptsächlich als Kohlenhydrate
- Trinkmenge der Ausscheidungsfunktion anpassen
- Natriumarm nach Indikation bei Ödemen und Hypertonie, Vorsicht unkontrollierte Natriumverarmung führt zu verminderter Durchblutung der Nieren!
- Kalium einschränken 1,5 – 2 g; nur Gemüse und Obst mit wenig Kalium, Kochwasser weggießen
- Phosphatarm 800 – 1 000 mg Phosphat/Tag bei Hyperphosphatämie.

Merke

- Die Ernährung richtet sich nach dem Stadium und der Therapie der Erkrankung.

Dialyse

Kann die Niereninsuffizienz nicht mehr ausgeglichen werden, so müssen die harnpflichtigen Substanzen durch die künstliche Niere (Dialyse) oder Bauchfellspülung (Peritonealdialyse) entfernt werden. Bei einer Dialyse wird mit Spüllösungen das Blut von Stoffwechselprodukten befreit. Dabei werden jedoch auch Aminosäuren, Eiweiße (bei Peritonealdialyse), Mineralien und Vitamine ausgeschieden, diese müssen dann wieder ersetzt werden. Gleichzeitig muss die Kost arm an Flüssigkeit, Kalium, Natrium und Phosphat sein.

Diät nach Dialyse:
- Flüssigkeit bilanzieren
- 1,0 – 1,5 g Eiweiß mit hoher biologischer Wertigkeit/kg KGW/Tag, für Kinder dem Wachstum angepasst
- Energiezufuhr 35 – 40 kcal pro kg Normalgewicht/Tag, cholesterinarm, Fette mit mehrfach ungesättigten Fettsäuren
- Kaliumarm 1,5 – 3 g
- Natriumarm 3 – 5 g Kochsalz/Tag
- Phosphatarm 800 – 1 000 mg Phosphat/Tag (kein Schmelzkäse, Leber, Hirn und wenig Wurst)
- Wasserlösliche Vitamine werden nach Bedarf ersetzt.

9.13.7 Nephrolithiasis (Nierensteine)

Nierensteine entstehen, wenn bestimmte Stoffe im Nierenbecken auskristallisieren. Setzen sich diese Steine im Harnleiter fest, so führt das zu außerordentlich schmerzhaften Koliken. Als scharfkantige Kristalle können sie auch die Niere schädigen. Für eine gezielte diätetische Behandlung muss geklärt werden, um welche Art von Steinen es sich handelt. Etwa 80 % bestehen aus Calciumoxalat oder Harnsäure, die sich sehr gut durch eine Ernährungstherapie verhindern lassen. Ist jedoch die Zusammensetzung nicht bekannt, so lautet die **allgemeine Empfehlung:**

Neutrale Flüssigkeit gut über Tag und Nacht verteilt trinken > 2 – 3 Liter/Tag: Nieren- und Blasentees, Früchtetees, verdünnte Obstsäfte (Apfelsaft), bikarbonat- und mineralstoffarme Mineralwässer sowie Trinkwasser. Alkoholische Getränke meiden!

Diät bei *Calciumoxalatsteinen:*
- 800 – 1 000 mg Calcium gut über den Tag verteilen, hochdosierten Präparate mit Calcium oder Vitamin D meiden
- Eiweißaufnahme auf 0,8 g Eiweiß/kg KGW begrenzen
- Ballaststoffreiche Kost mit viel Gemüse
- Oxalsäure meiden: Rhabarber, Spinat, Mangold, Rote Beete, Kakao, schwarzen Tee und Pfefferminztee reduzieren bzw. mit Milchprodukten kombinieren, hochdosiertes Vitamin C wird in Oxalsäure umgewandelt
- Wenig Kochsalz (NaCl), dafür magnesiumreich
- Purinzufuhr verringern (☞ 2.4)
- Harn alkalisieren (Ziel: pH 7,0 – 7,2) durch: Citrusfrüchte und verdünnte Säfte, Gemüse und Säfte, bicarbonatreiche Mineralwässer (Staatlich Fachingen, Marienbader Rudolfsquelle, St.-Linus-Quelle etc.).

Diät bei *Harnsäuresteinen:*
- Eiweißaufnahme auf 0,8 g Eiweiß/kg KGW begrenzen
- Purinarm (☞ 2.4)
- Pflanzliche Lebensmittel bevorzugen
- Alkoholverzicht

- Harn alkalisieren (Ziel: pH 7,0 – 7,2) durch: Citrusfrüchte und verdünnte Säfte, Gemüse und Säfte, bicarbonatreiche Mineralwässer (Staatlich Fachingen, Wildunger Helenenquelle, St.-Linus-Quelle, Vichy-Mineralwässer etc.).

Diät bei *Calciumphosphatsteinen:*
- 800 – 1 000 mg Calcium gut über den Tag verteilen, hochdosierte Präparate mit Calcium oder Vitamin D meiden
- Phosphat einschränken (Fleisch, Wurst, Schmelzkäse)
- Harn ansäuern (Ziel: pH < 6,0): Johannisbeer- und Preiselbeersaft, sulfatreiche, säuernde Mineralwässer (Apollinaris, Harzer Sauerbrunnen, Bad Brückenau etc.).

Merke

- Bei Nierensteinen viel trinken, jedoch alkoholische Getränke meiden!

Testfragen: Erkrankungen der Nieren

1. Warum ist die pauschale Empfehlung, bei einer Nierenerkrankung viel zu trinken, nicht richtig?
2. Welche Kost wird bei interstitiellen Nephritiden, die durch Harnsäureablagerungen entstanden sind, empfohlen?
3. Worauf muss die Kost bei diabetischer Nephropathie abgestimmt sein, um die Nieren möglichst nicht weiter zu schädigen?
4. Wie muss das Eiweiß beschaffen sein, damit es die Verluste beim nephrotischen Syndrom schnell ersetzt und die Niere nicht unnötig belastet?
5. Auf welche Mineralien muss bei einer Niereninsuffizienz besonders geachtet werden?
6. Warum eignet sich bei einer Niereninsuffizienz die Kartoffel-Ei-Diät?
7. Was empfehlen Sie bei Nierensteinen unbekannter Zusammensetzung?

9.14 Lebensmittelallergien

Immer häufiger klagen Verbraucher über allergische Reaktionen auf Lebensmittel. Warum diese Erkrankungen zunehmen, konnte noch nicht eindeutig geklärt werden. Mögliche Ursachen sind:
- Erbliche Disposition
- Zunehmende Umweltverschmutzung
- Neue, exotische Lebensmittel
- Fertigprodukte, die viele Zutaten und Zusatzstoffe enthalten
- Neue technologische Hilfsmittel
- Störungen des Immunsystems

- Kreuzallergien, hier besteht zunächst eine Allergie gegen Baumpollen, später werden einige Lebensmittel wie z.B. Haselnüsse nicht mehr vertragen.

Einteilung und Auslöser: Eine *echte Allergie* wird von einer *Pseudo-Allergie* bzw. einer *Intoleranzreaktion* unterschieden. Bei der «echten» Allergie bildet das Immunsystem Antikörper gegen einen Nahrungsbestandteil. Es wehrt sich gegen den Eindringling, indem es biogene Amine, wie z.B. Histamin, freisetzt, die dann die Symptome verursachen. Prinzipiell sind allergische Reaktionen gegen Inhaltsstoffe aller Lebensmittel, Gewürze und Zusatzstoffe möglich. Allergietests sollten nur von speziell geschulten Fachärzten durchgeführt werden. Antikörper vom Typ Immunglobulin E werden im Haut- oder Bluttest nachgewiesen. Jedoch gibt es auch allergische Reaktionen, die nur schwer zu identifizieren sind. Die «Pseudo-Allergie» verläuft ohne Antikörperbildung. Die körperlichen Symptome gleichen jedoch einer echten Allergie. Hier setzen bestimmte Inhaltsstoffe der Lebensmittel direkt Histamin frei. Ähnliche Reaktionen wurden nach dem Verzehr geschwefelter Lebensmittel festgestellt, wobei die genauen Mechanismen nicht geklärt sind.

Zu den Inhaltsstoffen, die eine Pseudo-Allergie auslösen können, zählen:
- Konservierungsstoffe (Benzoesäure)
- Farbstoffe (Azofarbstoffe)
- Salicylate (z.B. in Preiselbeeren)
- Sulfite.

Biogene Amine, wie Histamin und Tyramin, die bei einer Allergie freigesetzt werden, können auch in Lebensmitteln enthalten sein und dann zu gleichen Erscheinungen führen. Auch hier reagieren die Menschen unterschiedlich empfindlich. Am bekanntesten ist die Fischvergiftung, bei der durch unsachgemäße Lagerung Eiweiße zu biogenen Aminen umgebaut wurden.

Allergien bzw. Unverträglichkeiten machen sich an unterschiedlichen Organen bemerkbar. Allerdings können die Reaktionen auch durch Inhalations- oder Kontaktallergene hervorgerufen werden. Nach dem Verzehr von Lebensmitteln bzw. Getränken wurden folgende Reaktionen beschrieben:
- Hautausschläge
- Nesselfieber
- Neurodermitis
- Quincke-Ödeme
- Fließschnupfen
- Asthma
- Durchfall
- Kopfschmerzen (Migräne)
- Kreislaufkrisen (anaphylaktischer Schock).

Was können Betroffene machen?
Um weiteren Anfällen vorzubeugen, müssen die entsprechenden Lebensmittel gemieden werden. Dazu werden sie zunächst aufgespürt, das erfordert vom Betroffenen sehr viel Geduld. Hat man schon einen Verdacht, so sollte das ent-

Diätetik

sprechende Lebensmittel mindestens eine Woche aus dem Speiseplan ausgeschlossen werden. Lassen die Symptome nach, ist das Allergen wahrscheinlich gefunden. Eine andere Methode ist die Eliminationsdiät, hier wird zunächst mit einer Kartoffel-Reis-Diät begonnen und dann die Lebensmittel nach und nach zugesetzt. So wird das unverträgliche Lebensmittel identifiziert. Sehr kritisch zu betrachten sind so genannte «Anti-Allergie-Kostformen», denn Allergien entwickeln sich individuell. Was bei dem einen eine Allergie auslöst, kann von dem nächsten vertragen werden. Werden wichtige Lebensmittel, wie z.B. Milch oder Getreide, einfach aus dem Speiseplan gestrichen, so können Unterversorgungen mit Nährstoffen entstehen. Außerdem erzeugt nun möglicherweise eine zu einseitige Kost neue Unverträglichkeiten. Gegarte Lebensmittel werden häufig besser vertragen, das sollte ausprobiert werden. Gerade bei Kindern können allergische Reaktionen auch wieder verschwinden. Bieten Sie also nach einiger Zeit vorsichtig wieder das Lebensmittel an.

Wie wird die Kost zusammengestellt?
• Alle wichtigen Lebensmittelgruppen sollten enthalten sein.
• Die Kost sollte so abwechslungsreich wie möglich sein.
• Unverträgliche Lebensmittel werden weggelassen.
• Bei bestimmten Lebensmitteln muss Ersatz gefunden werden, z.B. bei Kuhmilchunverträglichkeit Ziegenmilch oder Sojamilch mit Calciumzusatz verwenden.

Kann man schon bei Neugeborenen Allergien vorbeugen?
Säuglinge werden am besten vor Allergien und Unverträglichkeiten geschützt, wenn sie möglichst bis zum 6. Lebensmonat ausschließlich gestillt werden und in ihrer Gegenwart nicht geraucht wird.

Testfrage: Lebensmittelallergien
1. Wie muss die Kost bei einer Lebensmittelallergie gestaltet werden?

9.15 Künstliche Ernährung

Erst wenn der Patient die orale (über den Mund) Ernährung nicht will, darf oder verträgt, setzt die künstliche Ernährung ein. Der Patient erhält mit Hilfe der Sonde eine enterale Ernährung (über den Verdauungstrakt) oder durch Infusionen eine parenterale Ernährung (unter Umgehung des Verdauungstraktes).

9.15.1 Enterale Ernährung

Die enterale Ernährung wird über eine Sonde in flüssiger Form durch Nase, Rachen und Speiseröhre in den Magen bzw. Dünndarm eingeführt. Sonden können auch durch die Bauchdecke direkt in den Magen, den Zwölffingerdarm (Duodenum) oder den Leerdarm (Jejunum) gelegt werden. Gerade für eine langandauernde Sondenernährung hat sich die perkutane, endoskopisch kontrollierte Gastrostomie (PEG) bewährt, hier gelangt der Ernährungskatheter direkt in den Magen.

Patienten erhalten eine enterale Ernährung bei:
• Störungen des Schluckreflexes (Bewusstlosigkeit, Lähmungen)
• Operationen im Mund-Rachen-Bereich
• Psychisch bedingter Nahrungsverweigerung (Demenz)
• Erkrankungen mit hohem Eiweißabbau, z.B. nach Verbrennungen, Unfällen
• Chronisch entzündlichen Darmerkrankungen (M. Crohn, Colitis ulcerosa)
• Erkrankungen der Bauchspeicheldrüse (Pankreas)
• Schlechtem Ernährungszustand (Tumorerkrankungen, AIDS).

Empfehlung: Die enterale Ernährung enthält alle wichtigen Nährstoffe, die der Mensch benötigt. Früher wurde diese Diät selber zusammengestellt. Heute werden so genannte Formulakostformen verwendet. Sie sind dem jeweiligen Bedarf an Nährstoffen und dem Funktionszustand des Verdauungstraktes angepasst.
Formuladiät (☞ Tab. 9.7) wird unterteilt in:
• Hochmolekulare, ballaststoffhaltige Diät, auch nährstoffgruppendefinierte Diät genannt
• Niedrigmolekulare, vollbilanzierte Diät ohne Ballaststoffe, auch chemisch definierte Diät, Elementardiät oder Astronautenkost genannt.

Tab. 9.7: **Sondenkost**

Bezeichnung	Zusammensetzung	Anwendung
Hochmolekulare Diät mit Ballaststoffen oder: nährstoffgruppen-definierte Diät	• Proteine • Triglyceride, auch MCT-Fett • Oligo- und Polysaccharide, Ballaststoffe, auch Lactosefrei • Vitamine • Mineralstoffe • Wasser	Verdauungstrakt intakt, orale Aufnahme gestört
Niedrigmolekulare, vollbilanzierte Diät ohne Ballaststoffe oder: chemisch definierte Diät • Elementardiät • Astronautenkost	• Aminosäuren oder Peptide • ungesättigte Fettsäuren oder MCT-Fett (Fettsäuren mittlerer Kettenlänge) • Mono-, Di- und Oligosacharide • keine Ballaststoffe • Vitamine • Mineralstoffe • Wasser	orale Aufnahme und Verdauung gestört

Verabreichung: Sondenkost wird kontinuierlich als Tropfsonde bzw. Ernährungspumpe, als Laufsonde oder portioniert als Bolus verabreicht.
Bei der Verabreichung ist zu beachten:

- Oberköper des Patienten erhöht lagern
- Nahrung soll Zimmertemperatur haben
- Kleine Portionen verabreichen
- Nahrung langsam zuführen
- Vor und nach jeder Mahlzeit und Tablettengabe Sonde mit etwa 20 ml Wasser spülen.

Die Sondenernährung kann auch zu Hause erfolgen. Gelegentlich bereitet die Sondenernährung Probleme, deren Ursachen erkannt und beseitigt werden müssen (☞ Tab. 9.8).

Tab. 9.8: **Probleme bei Sondennahrung**

Problem	Ursache	Lösung
Fremdkörpergefühl	meist Anfangsschwierigkeit	Mundspülungen oder Nasensalben
Schlechter Geschmack	Aminosäuren schmecken unangenehm	peptidreiche Diäten probieren
Gestörter Sondendurchfluss	Verstopfen der Sonde	Durchspülen mit Wasser
Völlegefühl, Übelkeit, Bauchschmerzen, Erbrechen, Durchfall	a) bakterielle Verunreinigung, b) Unverträglichkeiten c) zu große Portionen d) falsche Temperatur	a) Teepause, Hygiene b) Diät ändern c) langsam dosieren d) 30 °C geeignet
Unterzuckerung mit Schweiß, Unruhe, Kollapsneigung	zu große Portionen oder zuviel isolierte Zucker oder falsche Lage der Sonde	langsam dosieren, Diät überprüfen, Sonde überprüfen
Stuhlverstopfung	fehlende Ballaststoffe	wenn erlaubt, Ballaststoffe

9.15.2 Parenterale Ernährung

Die enterale Ernährung entspricht gegenüber der parenteralen Versorgung eher der physiologischen Nahrungsaufnahme über den Darm und beschleunigt den Heilungsprozess. Außerdem birgt sie weniger Risiken (Infektionsgefahr) und ist zudem preiswerter. Daraus ergibt sich, erst wenn der Verdauungstrakt nicht ausreichend arbeitet oder ruhig gestellt werden muss, erfolgt die Nährstoffzufuhr parenteral. Hier wird der Verdauungstrakt umgangen und die Nährstoffe gelangen direkt in die zentralvenöse oder periphervenöse Blutbahn.

Diätetik

Parenterale Ernährung ist angezeigt bei:
- Prä- oder postoperativen Zuständen, wenn länger als 3 Tage keine enterale Nahrung aufgenommen werden darf
- Posttraumatischen Zuständen, z.B. nach Verbrennungen mit hohem Energiebedarf (bis zu 80 kcal/kg KGW/Tag)
- Erkrankungen des Magen-Darm-Traktes.

Zusammensetzung: Bei der parenteralen Ernährung werden geeignete Nährlösungen miteinander kombiniert, so dass auf den jeweiligen Bedarf eingegangen wird. Sie enthält als Komponenten:
- Die acht essenziellen Aminosäuren sowie Arginin, Histidin, Prolin und Alanin
- Emulgiertes Fett, z.B. Sojaöl oder auch MCT-Fette
- Monosaccharide, wie Glucose und Zuckeralkohole, wie Xylit (Fructose und Sorbit sollen eher gemieden werden, falls eine Fructoseintoleranz vorliegt)
- Mineralstoffe und Vitamine
- Wasser.

Testfragen: Künstliche Ernährung
1. Warum erhält der Patient, wenn möglich, eher eine enterale als eine parenterale Ernährung?
2. Worin unterscheidet sich die hochmolekulare Diät mit Ballaststoffen von der niedermolekularen vollbilanzierten Diät?

Antworten zu den Testfragen

KAPITEL 1

1. Vollkornbrot enthält mehr Vitamine, Mineralstoffe und Ballaststoffe.
2. Calcium.
3. Nein, der Mensch muss essenzielle Fettsäuren (Pflanzenfette) mit dem Essen zu sich nehmen, außerdem benötigt er Fett für die Aufnahme von fettlöslichen Vitaminen.
4. Obst, Nüsse.
5. Da sich daraus ungünstige Ernährungsgewohnheiten entwickeln können.
6. Nein, wer Vollkorngetreide, Obst, fettarme Milchprodukte, Fisch, mageres Fleisch und energiearme Getränke zu sich nimmt, entscheidet sich für eine schmackhafte, preisbewusste Ernährung, ohne Gewichtsprobleme.

KAPITEL 2

1. Kohlenhydrate.
2. Sie enthalten die essenziellen Fettsäuren und gelten als vorbeugend gegen Arteriosklerose.
3. Sättigen
   • Fördern das Kauen
   • Regen die Verdauung an
   • Binden Gallensäure und senken so den Cholesterinspiegel
   • Verhindern einen zu schnellen Glucosetransport durch die Darmwand und gleichen somit den Blutzuckerspiegel aus (Diabetes mellitus)
   • Verhindern vermutlich Dickdarmtumore.
4. Nein, er muss wenigstens die essenziellen Aminosäuren aufnehmen.
5. Hühnerei.
6. Anzahl der Zuckermoleküle (Mono-, Disaccharide und Polysaccharide) und Verdaulichkeit (Stärke oder Ballaststoffe).
7. 0,8 g/kg Körpergewicht oder 15 % der Energie.
8. Fett, das in Lebensmitteln fein verteilt enthalten ist und deshalb nicht auffällt.
9. Einfach- und Zweifachzucker.
10. Fett.
11. Grund- und Leistungsumsatz.
12. Als Grundumsatz wird diejenige Energie bezeichnet, die erforderlich ist, um die physiologischen Grundfunktionen aufrecht zuhalten.
13. Der Leistungsumsatz bezeichnet einen zusätzlichen, über den Grundumsatz hinausgehenden Energieaufwand z.B. durch erhöhte Muskeltätigkeit, Stillen oder erhöhte Wärmeproduktion bei niedrigen Umgebungstemperaturen.
14. Nein, Männer haben einen höheren Grundumsatz.

KAPITEL 3 und 4

1. Da der Körper keine oder nur geringe Reserven anlegt.
2. Vitamin A.
3. Vitamin D.

4. Seefische.
5. Natrium und Phosphor.
6. Nein, bei abwechslungsreicher Kost erhalten wir genügend Vitamine.
7. 2 – 3 Liter incl. Wasser in Lebensmitteln.
8. Leckere Getränke anbieten, Suppen, Obst, Gemüse, usw.
9. 50 – 60 %.
10. Fieber, Hitze, Schweiß, Erbrechen, Durchfall, eiweißreiche und salzreiche Kost.
11. 1 g Alkohol enthält 7 kcal bzw. 30 kJ.

KAPITEL 5

1. Durch mangelnde Hygiene bei der Lebensmittelproduktion oder im Haushalt.
2. Ja, Zusatzstoffe müssen bis auf wenige Ausnahmen angegeben sein, so kann man auf Produkte ohne Zusatzstoffe zurückgreifen.
3. Im Fettgewebe.
4. Schwefel kann Kopfschmerzen verursachen.
5. Stark gedüngtes Gemüse, gepökelte Wurstwaren.
6. Nein, dieser Zusatzstoff muss von der Firma auf Nebenwirkungen untersucht werden und bei der entsprechenden Behörde zur Prüfung vorgestellt werden.

KAPITEL 6

1. Damit die hitzeempfindlichen Vitamine, Aussehen und Geschmack erhalten bleiben.
2. Wildpilze können insbesondere Schwermetalle anreichern.

KAPITEL 7

1. Gefährdung der Gesundheit und Täuschung.
2. Ja, sofern verändertes Genmaterial enthalten ist.

KAPITEL 8

1. Da der Bedarf an Vitaminen und Mineralien stark ansteigt, aber der Energiebedarf nur gering zunimmt.
2. Damit die Milchbildung angeregt wird.
3. Leber reichert hohe Mengen Vitamin A an, das den Embryo schädigen kann.
4. Alkoholische Getränke können zu schweren Schäden beim Ungeborenen führen.
5. Ab dem 5. – 7. Monat.
6. Ja, Honig gilt als besonders kariogen.
7. Eine geeignete Pausenverpflegung wäre Brot mit Käse belegt und dazu ein Stück Gemüse.
8. Da das Empfinden für Salz nachlässt.

9. Ältere Menschen empfinden Durst weniger stark. Damit die Verdauung funktioniert und auch Medikamente besser ausgeschieden werden, benötigen sie reichlich Flüssigkeit.

KAPITEL 9.1

1. Wenn die normale Ernährung von den Empfehlungen stark abweicht.
2. Nein, denn sie wird nicht durch eine Fehlernährung verursacht.

KAPITEL 9.2

1. Es gibt keine spezielle Diät, die Krebs heilt. Tumorpatienten bekommen eine vollwertige Kost, die ihre Wünsche berücksichtigt und einen Nährstoffmangel verhindert.
2. Auf die Nebenwirkungen, wie Schluckbeschwerden, Geschmacksveränderungen, Übelkeit usw.

KAPITEL 9.3

1. Kleine Portionen anbieten, Mahlzeiten unterschiedlicher Geschmacksrichtungen anbieten, auf persönliche Vorlieben eingehen, psychische Probleme berücksichtigen.

KAPITEL 9.4

1. Übergewicht kann ein Risikofaktor sein.
2. Schnelle Gewichtsverluste sind nicht von Dauer, der Körper schaltet einen Sparmechanismus ein, der Grundumsatz sinkt.
3. Reduktionskost mit ca. 1200 kcal auf etwa 5 kleine Mahlzeiten über den Tag verteilt, reichlich Getränke, kein Alkohol. Ernährungsberatung durch Fachkraft.

KAPITEL 9.5

1. Betroffene haben oft Normalgewicht.
2. Der Patientin fehlt die Krankheitseinsicht.

KAPITEL 9.6

1. Glucose strömt langsam ins Blut.
2. Hypoglykämie.
3. Damit Fettstoffwechselstörungen vermieden werden.
4. Übergewicht.
5. Ja, er kann zur Unterzuckerung führen.

KAPITEL 9.7

1. Normalgewicht, wenig Kochsalz, gegen Fettstoffwechselstörungen: wenig tierisches Fett und Cholesterin, pflanzliches Fett, wenig Zucker, wenig Alkohol.
2. Nein, denn Fruchtzucker lässt wie alle Zucker die Triglyceride ansteigen.
3. Die Ballaststoffe können Cholesterin, das im Darm als Gallensäure vorliegt binden und somit dem Körper entziehen.
4. Bei erhöhten Triglyceriden, erhöhtem Blutdruck und metabolischem Syndrom.
5. Die mehrfach ungesättigten Fette im Fisch wirken sich günstig auf die Fließeigenschaft des Blutes aus.

KAPITEL 9.8

1. Purine und Alkohol.

KAPITEL 9.11

1. Hafer, Gerste, Weizen, Roggen.
2. Ungesäuerte Milch und Milchprodukte.
3. Ballaststoffe und Wasser.
4. Über die parenterale Ernährung.
5. Wenn die normale Fettverdauung gestört ist und Fett mit dem Stuhl ausgeschieden wird (Steatorrhö).
6. Prinzipiell ja, allerdings müssen Lebensmittel, die Beschwerden bereiten, fortgelassen werden und eventuell Nährstoffe ersetzt werden.
7. Erkrankungen des Magen-Darm-Traktes, der Leber und Bauchspeicheldrüse.
8. Die Kost entspricht einer vollwertigen Ernährung, nur Lebensmittel oder fettreiche Zubereitungen, die oft nicht vertragen werden, entfallen.

KAPITEL 9.12

1. Indem reichlich Milch und Milchprodukte verzehrt werden und ausreichend ins Freie gegangen wird (Vitamin D).

KAPITEL 9.13

1. Die Nierenfunktion kann bereits beeinträchtigt sein, so dass die Flüssigkeit nicht mehr vollständig ausgeschieden wird (Ödeme).
2. Der Patient sollte viel trinken, aber keinen Alkohol, die Kost ist purinarm und wenn ein Hochdruck vorliegt, natriumarm.
3. Blutzuckerspiegel muss ausgeglichen werden, die Kost ist natriumarm und enthält nicht mehr als die täglich empfohlene Eiweißmenge von 0,8 g/kg KGW.
4. Das Eiweiß muss eine hohe biologische Wertigkeit besitzen.
5. Natrium, Phosphat und Kalium.

6. Die Mischung besitzt eine hohe biologische Wertigkeit, das bedeutet, der Körper erhält hochwertiges Eiweiß und die Niere wird nicht durch überflüssiges Eiweiß belastet.
7. Viel trinken, möglichst 2 – 3 Liter pro Tag als Früchte- und Kräutertee, Nieren- und Blasentee, verdünnte Obstsäfte, Mineralwasser und möglichst wenig Alkohol.

KAPITEL 9.14

1. Auf unverträgliche Lebensmittel verzichten und ersetzen.

KAPITEL 9.15

1. Die enterale Ernährung regt die Verdauungsorgane zur Arbeit an und das gilt als günstig. Außerdem birgt die enterale Ernährung weniger Risiken (Infektionsgefahr), zudem ist sie preiswerter.
2. Die hochmolekulare Diät enthält Eiweiß, langkettige Kohlenhydrate und Ballaststoffe und pflanzliche Fette, der Verdauungstrakt muss diese Stoffe abbauen. Die niedermolekulare Diät enthält Aminosäuren und Peptide, kurzkettige Kohlenhydrate und essenzielle Fettsäuren, diese Kost wird auch bei gestörter Verdauung vertragen.

Literatur

Biesalski, H.-K. u. a.: **Ernährungsmedizin,** Thieme, Stuttgart, 1998
Deutsche Gesellschaft für Ernährung: **Ernährungsbericht 2000,** Verlag Henrich, Frankfurt a. Main
Deutsche Gesellschaft für Ernährung: **Ernährungsbericht 1996,** Verlag Henrich, Frankfurt a. Main
Deutsche Gesellschaft für Ernährung: **Referenzwerte für die Nährstoffzufuhr,** Umschau/Braus, 2000
Elmadfa, I. u. a.: **Die große GU Nährwert-Tabelle,** Gräfe u. Unzer, München, 2000/01
Elmadfa, I., Leitzmann, C.: **Ernährung des Menschen,** Ulmer, Stuttgart, 1999
Kasper, H., **Ernährungsmedizin und Diätetik,** Urban & Fischer, München, 2000
Kluthe, R., Quirin, H.: **Abwechslungsreiche Diät für Nierenkranke,** TRIAS, Stuttgart, 2002
Vollmer, G., Josst, G., Schenker: **Lebensmittelführer 1 und 2,** Thieme, Stuttgart, 1995

Index